亀井士郎
松永寿人

強迫症を治す

不安とこだわりからの解放

GS
幻冬舎新書
630

はじめに

強迫症に罹患した精神科医

私は精神科医ですが、７年前に強迫症（強迫性障害）を発症し、その重症化まで経験しました。

あなたは「死のピタゴラスイッチ」をご存知でしょうか。

「ピタゴラスイッチ」とは、ＮＨＫ教育テレビの名物番組のことです。この番組では毎回、ドミノ倒しに似た、精巧なからくり装置が実演されています。物体の運動が細やかに計算された上で成り立つ、驚きの連鎖反応――私もいつも楽しく視聴しています。

「死のピタゴラスイッチ」とは、それの〝死〟ヴァージョンです。全く楽しくない上に、現実には存在しません。にもかかわらず、この表現がしっくりくる現象が、当時の私の日常を支配していたのです。ＮＨＫには申し訳ありませんが。

在りし日の職場での話です。同僚は既に退勤しており、夜遅くまで残っていたのは私だけ。デスク上の本の山を前に、強烈な不安に頭を支配されていました。

——何かの拍子に、本が崩れたとしましょう。本の雪崩はイスにぶつかります。イスにはローラーが付いていて、コロコロと転がっていき、床の電源コードの上に乗り上げます。古くなっていたコードは、その衝撃で断線します。断線したコードから火花が散り、恐ろしいことに発火してしまいます。火は近くの埃やゴミに燃え広がり、建物は大火事になり、結果、多くの人が死んでしまいます。大惨事です。私のせいです。残念ながら、私の人生はここでおしまいです。さようなら。

　これは当時の私の「強迫観念」、つまり想像の中の話です。もちろん、こんなピタゴラ現象は起こりません。理論的には確率ゼロとは言えないかもしれませんが、突然頭の上に隕石が落ちてくる確率と比べてどちらが高いか、いい勝負でしょう。

　しかしながら、重度の強迫症状の渦中にあった私は、「あり得ない」と頭のどこかで分かっていながらも、同時に強烈な不安に支配され、本が崩れないように必死になって位置を調整し続けました。並べ直したり、安全そうな場所に移したり、色々な行動を取って絶対的な安心を得ようとしました。ですが、どうあがいてもピタゴラ装置は完成してしまいます。イスやコードを動かしても同じことです。何らかの形で火事につながるのです。

　疲弊と緊張のあまり全身は汗だくでした。結局、私はこれらの「強迫行為」をどこかで諦め、終電に乗るために職場を後にしました。帰宅後もやはり不安は消えず、火事が本当に起こっていないか、ニュースを隅々まで確認しました。言うまでもなく、そんな事件は起こっていません。しかしそれでも安心はできないのです。ニュースを見落としていないか？　あるいは次の瞬間報道されるのではないか？　考えだすとキリがありません。誰かに相談しようにも、こんなバカバカしいこと、どう説明すればよいのでしょう。しかももう真夜中です。結局ほとんど眠れず、私ひとりで莫大な不安を抱えながら一夜を過ごしました。そして翌朝、当然のように職場は何事もなく平常運転なのでした。

　これは強迫の日常のほんの一場面です。毎朝家を出るときにも、道を歩いているときにも、あるいは精神科医として患者の診察をしているときにも、私は似たような強迫観念に支配されていました。

　言うなれば、「死のピタゴラスイッチ」に取り囲まれた生活です。

　それは有り体に言って、地獄の日々でした。

地獄からのお土産

　その後、私は本書の共著者である松永寿人の治療を受け、地獄から帰ってきました。もうほとんど症状はありません。今では精神科医としても、当事者としても、強迫症のスペシャリストを自任しています。

転んでもただでは起きぬ、ということで、私はかつての地獄から多くのものを持ち帰ってきました。それは掛け替えのない「知識」と「経験」の山です。ただし、そこには「怒り」という強い感情も伴っていました。

私は地獄へ続く道から、「強迫症の精神病理」を学びました。すなわち、強迫症という病気の症状は、どのように健康な心から地続きにあるのかを、身をもって理解したということです。

そして、地獄からの帰り道から、「強迫症の治療戦略」を獲得しました。どうすれば症状を改善でき、そして不安を封じ込めることができるのか。自身の病気を洞察する力としての「メタ認知」を手中に収め、病気を滅ぼすための方法論を会得しました。

さらに、強迫症の苦しみを知った私は、この病気の治療に難渋する患者が世の中にいまだ多く存在しているという事実に、改めて大きな「怒り」を覚えました。〝治らない〟病気なら、ここまでの感情は湧かなかったでしょう。しかしこの病気は〝治る〟可能性が十分にあるのです。適切な治療の道筋を辿ることさえできるのなら……。私はこのことを十二分に知っています。

これらの「知識」と「経験」と「怒り」は、私に本書を書かせる強い動機になりました。

強迫症をめぐる不幸

強迫症とは、少し前まで「強迫性障害」と呼ばれていた精神疾患です。この病気は、50人から100人に1人が発症し、多くの場合、自然には治りません。病気の性質上、何も手を打たなければ、転がり落ちるように症状は悪化していきます。

かつての私以上に重症の患者も数多くおられます。不安に支配された結果、〝聖域〟である自分の部屋や、極端な場合には自分のベッドから出ることができなくなった方。不潔を恐れて、お風呂や手洗いに3〜4時間、それ以上かける方。症状の形は様々ながらも、四六時中強烈な不安に圧倒され、また強迫の行動に駆り立てられ、社会生活が立ち行かなくなった方は少なくありません。仮に症状の程度が軽くとも、仕事や学業、家庭への多少の影響は免れないでしょう。

さらに、この病気の重大な症状の一つに、家族や友人への「巻き込み」というものがあります。本人の不安を解消するために、近しい人に特定の行動を強いる症状を指すのですが、これが思いのほか厄介です。場合によっては、患者と同じくらいに家族を徹底的に追い詰め、良好だったはずの家族関係を破壊します。脅すようなことを言いたいわけではありませんが、残念ながら、これはよく知られた事実です。つまり患者の家族も、強迫症という病気の影響を大いに受けていることになります。

強迫症とは、多くの方の人生を変えてしまう病気と言えます。もちろん、極めて悪い意味で。

このように非常に厄介な病気でありながら、専門家の数は多くありません。ましてや、精神医療従事者以外の一般の方が、どれだけこの病気のことを知っていると言えるのか。残念ながら精神医学界にも、社会全体にも、強迫症の知識が膾炙していないのが実情です。そのために、実は強迫症を患う多くの方が、これを病気と認識しておらず、あるいはどこに受診していいか分からず、怖さのあまり病気と戦うこともできず、強迫との共存を強いられているのです。

私はこの現状に、強い問題意識を感じています。いえ、もっと平たく言うならば、怒り心頭に発しています。

なぜ、治る可能性がある患者が、病気に苦しみ続けなければならないのか？

人はそれを不幸と呼ぶのではないのか。

ただ、幸い、と言うべきか、この病気には大きな特徴があります。それは「知識」とそれに基づく「正しい行動選択」が強力な武器になるということです。知識は行動を変えます。そして、行動は強迫の症状を変えます。つまり、不適切な行動――不安に従った行動――を取れば強迫症状は悪化し、適切な行動――不安に従わない行動――を取れば逆に症状は改善するということです。

単純に見える理屈ですが、これは真に重要な事実です。むしろこの方法無くして治療はあり得ません。専門的に言えば、標準的治療の一つ、「認知行動療法」がこれに当たります。

本書の概略――「7年前に存在して欲しかった本」

遅くなりましたが、そろそろ本書のあらましを述べましょう。

本書は私、亀井士郎と、その治療者（主治医）である松永寿人との共著です。

私の背景は既に述べました。精神科医としての知識を持ちつつも強迫症を発症し、重症化まで経験した事実と、最適な治療戦略を施され、そこから劇的に回復したという事実。二重の意味で稀有な存在であると言わせてください。

松永は数少ない強迫症の専門家であり、もっと言うと本邦の強迫症の第一人者です。本邦の強迫症の治療ガイドラインの作成部会リーダーでもあり、国際的にも指折りの強迫症研究者でもありますから、大袈裟な表現ではないと思います。今まで４０００例ほどの強迫症患者の治療に関わっています。

我々二人の知識と経験を織り混ぜ、本書を執筆させていただきました。

本書には強迫症の一般的な疾患概念から、精神の内面で起こっているメカニズム（精神病理）、それに基づいた治療戦略まで、一貫してロジカルに、具体例も交えて幅広く記載しました。通して読んでいただければ、強迫症に関してかなりの知識を得られ、対処法の見通しも立つはずです。特に第四章では、私自身の発症と治療のエピソードをリアルに記述し、一つの読み物として成立するようにしました。病気のイメージを掴む手がかりとして、先にこの章をお読みいただいてもよいでしょう。

本書では、大きく分けて三つの読者層を想定しています。

第一には、強迫症の患者及びその家族です。

先にも少し触れましたが、かなりの数の強迫症の患者は治療を受けておらず、治すチャンスすら掴めていません。患者の多くは、まるで催眠術にかかったかのように、あるいは奴隷のように、内なる「強迫」の声の言いなりになりながら、それが「症状」であることに気付いていません。まして、その対処法をほとんど知りません。家族にしても本人の精神に何が起こっているのか、またどうしてあげればいいか分からず、多くは渋々ながら本人の言いなりになっています（先述の「巻き込み」です）。このように病院をまだ受診できていない方やその家族、あるいは治療が思うように進まず、ブレイクスルーを求める方々にとっても、適切な治療を受ける参考にしていただきたいと思います。

強調しておきますが、強迫症とは「謎の精神の病」などでは決してありません。強迫とは、非常に単純な悪循環で成り立つ、脳の機能不全、いわば〝バグ〟のようなものです。対策は必ずあります。実のところ、本書の内容の理解それ自体でも、治療的効果が出るように意識して構成しています。いわば強迫の迷路から脱出するためのガイドブックとして、本書を利用していただきたいと考えています。もちろん、患者だけでなく、家族が取るべき態度や行動についても記載しています。この辺りは、第三章の治療戦略のほか、特に第七章で患者と家族のための指南としてまとめていますので、本人を病気から救う一助になればと願っています。

第二に想定している読者は、精神科医を含む、精神医療従事者です。

ひと昔前までは強迫症は難治の疾患と言われていたかもしれませんが、治療法の進展により、昨今では十分に治療可能性の高い疾患と見做されているはずです。しかしそれでも、強迫症の治療に難渋するケースは相当に多いと思われます。そのようなときに、患者の状態をどう理解し、どういう言葉をかけ、指示を与えるべきか。また治療全体のビジョンや段取りを考える上で、本書がヒントとなるかもしれません。

そして第三に、強迫症という病気や、「不安」や「こだわり」をはじめとした精神の諸機能に興味をお持ちの方、あるいはもっと幅広く、人間心理に関していささかなりとも好奇心をお持ちの方へ。私としては、病気に苦しむ方に寄り添う一方で、その病気自体を〝学問的〟に面白いと捉えることは両立すると考えています。さらに言えば、科学的にフラットな視点で精神の病気を見ることは、差別や偏見を払拭するための一つの方法であるとも思っています。ですので、強迫症を知ることで社会的な問題意識を抱いていただくことも、精神医学的な好奇心を満たしていただくことも、どちらも歓迎いたします。

　これは、どうか不快に感じられないことを祈りながら言うのですが——先ほど私は「地獄の日々でした」と言ってのけましたが、実は一方で、強迫症状に苦しんでいる最中、「この体験……まことに興味深い！」と思わずニッコリした瞬間が何度もありました。そもそも極度の不安体験というものは簡単に得られるものではありません。そしてその「不安」が、「認知」や「観念」といった他の精神機能のユニットに波及していくさま、言うなれば「精神症状のネットワーク」が活性化されていく様子を俯瞰できたことは、私にとって貴重な体験でした。

　私は精神医学ほど面白い学問はこの世に無いと思っている質《たち》の人間なので、やや変態じみたバイアスがかかっているかもしれません。しかしその偏った見方を抜きにしても、強迫症は面白い病気です。たとえば症状が出現するメカニズムが存外にロジカルであること、そのメカニズムがバイオロジカル（生物学的）にもかなり解明されていること、あるいは他の精神科の病気の多くと関連性が深いことなど、沢山の学びが得られると思います。

知識は武器です。人間が持てる、最強の武器。その武器は、病気を改善させる力となり、きっとあなたや家族の人生を良い方向に変えるでしょう。この想いを胸に、これより本書を綴っていきます。

最後に。この本は、私が強迫症を発症した7年前に「この世に存在して欲しかった本」なのです。

強迫症を治す／目次

図版・DTP 美創

第一章
強迫症の疾患概念

強迫という病

「強く迫る」と書いて「強迫」。良い言葉だと思います。強迫症という病気の症状の性質が、二文字で的確に表されています。この言葉を発明した昔の人に拍手を送りたいと思います。

ところで、あなたは「強迫」という言葉を知っていましたか？　私の肌感覚としては、この言葉はそれほど一般の方には浸透していないように感じます。おそらく、多くの方にとって「強迫」という体験に共感を持ちづらいため、市民権を得るに至らないのだと推測します。「脅迫」という言葉と混同されることもしばしば見受けられます。似ているようですが、しかし意味合いは異なります。

強迫症状とは、実際のところ、まさに〝何か〟が意識へ強く迫ってくる性質を持ちます。さらにその〝何か〟は我々の意識の中へ侵入し、思考を支配して、不合理的と言える行動に繰り返し駆り立てるのです。何度も、何度も。

こう表現すると、いささか非現実的に聞こえるかもしれません。あなたの日常と離れたところにある、異質な病気のようにも感じられるかもしれません。

しかしながら、それは誤った認識だと言わせてください。「強迫」とは実のところ、あなたのごく身近に存在しています。そう、誰にでも、あなたの頭の中にも、です。強迫症とは正常心理と地続きにある病気であり、〝ふつう〟の健康的な精神の中にも「強迫」の芽があるのです。

まずはそのことを知っていただくためにも、正常と異常を対比した例を示します。あなたも次のような経験をしたことはないか、少し考えてみていただけますか。

①「カギをかけ忘れたのではないか」「ガスコンロの火を消し忘れたのではないか」と不安になり、家に戻って確認をした。
②数字の4や9に縁起の悪さを感じ、つい避けようとした。
③手が細菌に汚染されたように感じ、念入りに手を洗った。
④本の背の高さが揃っていないのが気持ち悪くて、並べ直した。
⑤ノートに書いた字の形がしっくりこなくて、書き直した。

これらは正常心理の例です。このような経験が多少あったところで問題はありません。いわゆる「あるある」と見做してよいでしょう。多くの方に似たような経験があると思います。ただし、これらの中には「強迫」の芽があります。何事もそうですが、度を超えると困ったことになります。今の例の延長線上にある、いわば〝上位互換〟を見てみましょう。

①′泥棒や火事が心配で、**毎日**、**何回も**、家に戻ってしまう。納得するまでドアノブを捻り、**何度もガチャガチャ**施錠を確認してしまう。火がついていないことに確信を得るために**じーっと長い時間**コンロを眺める。これらのため、職場や学校の**遅刻を繰り返す**。

②′数字の「4」や「9」に関わるとたいへんな事態が起こるのではないかと恐れ、**絶対に**関わらないように行動する。**歩数も数えて**コントロールする。4や9が書かれた看板がある道は**通らない**。その番号の地下鉄の出口を**避け**、わざわざ別の出口から遠回りする。万が一視界に入ることがあれば、不吉を打ち消すために決まった**儀式**を行う。

③′手の汚れが非常に気になり、病気になることや家族を病気にしたりすることを恐れ、家に帰ったら**数十分**手を洗う。汚いものには**決して**触らない。外出から帰れば、まずシャワーを浴びるなど**決まった段取り**が必要である。**手袋**を付けて生活する。自室には絶対に汚せない〝**聖域**〟が存在しており、立ち入る前には**数時間かけて**入浴する。

④′本と本がズレていると苦痛を感じ、**完璧にピッタリになるように何時間もかけて**並べ直す。自分が望む「まさにピッタリ」感が得られるまで、行動を終えられず**固まってしまう**。

⑤′自分で書いた字や文が**少しでも納得できないと落ち着かず**、**字のはね方や句読点の角度**にこだわり、**きっちり**ノートの行に収まるように字数を整える。完璧な理想を求め、**何度も**

消しては書き直す。場合によっては新しいノートに変えてしまう。字にこだわるあまり、板書の書き写しが間に合わず、肝心の勉強が全く進まない。

これらが典型的な強迫症状です。おそらく、症状を自らの経験の延長線上のものとして、頭でなんとなく〝理解〟することは可能なのではないでしょうか。強迫症状が健康と地続きにあるのは確かです。しかしながら、どこか一線を超えているのもまた確かです。不安と行動の程度が著しく、それは明らかに生活に支障を来すほどです。「なぜそこまで考えてしまうのか？どうして行動は止められないのか？」と多くの方は思われるでしょう。いくら何でもここまですることはないだろう、と。つまり、行動の動機はなんとなく理解できるにしても、心の中までは想像しにくい、共感しづらい。

実は患者自身も、度を過ぎた行動を自覚していることは多いのです。「バカバカしい」とさえ感じます。そう頭では分かっていながらも、一方で不合理な行動を繰り返さずにはいられません。この一見して矛盾した心理は、強迫症の大きな特徴の一つであり、患者自身にも強い葛藤を生む、非常に苦しいものなのです。

これらの症状は、ある日突然生じるものではありません。健康な状態から徐々に病的な状態へと移行していくのです。そこには連続性があります。したがって、強迫症の診断には至らずとも、閾値《いきち》下ギリギリの発症予備軍とも言える層が存在することになります。実際、診断に達しない程度の強迫症状を持つ一般の方が相当数いることが推測されています。たとえばテレビの芸能人の語る〝変わった癖〟の中にも、強迫症状に極めて近いように思えるエピソードが見受けられることがあります。「潔癖症」という一般に浸透している言葉も、多くの場合は性格や習慣の傾向を指すにとどまりますが、それが極端な形にまで進展し、手の内にある状態から、手に余る状態にまで変わってしまえば、病気の水準へと至ることになります。

強迫症の患者は50人から１００人に１人

では、この病気を持つ人は実際にはどのくらいいるのでしょうか。簡単に統計を示しておきましょう。

日本の強迫症の有病率に関するデータは実はあまり多くありません。ただ、様々な研究で、強迫症の発症には地域や文化でほとんど差がないことが分かっているため、欧米の疫学を参照の上、有病率を概ね１～２％と見積もっています。つまり50人から１００人に１人の割合で発症する病気であり、日本の患者数は１００万人強と推定されます。ただし、様々な理由によりその多くが精神科の受診に至っていないと考えられています〈注〉。

注――他国（フランス）と比べると、日本は精神科を受診する患者のうち強迫症の割合が極めて低いという統計があります。また、過去1年間に不安症（強迫症を含んでいた疾患カテゴリー）の症状を経験した患者のうち、実際に精神科の受診に至ったのは25％だったという報告もあります。この背景には、日本では強迫症の症状があっても、医療の対象と認識されづらいこと、及び精神科の受診自体に高いハードルがあることなどが推測されます。

発症年齢は、平均して20歳前後です。30歳以降の発症はかなり少なくなります。児童期から発症する例も多く、特に男性の場合は、その四分の一が10歳より前から発症するとされます。女性の場合は思春期での発症が多くなります。最終的な男女比はほぼ同等です。

　これらの統計的数値を考慮に入れても、強迫症はごく一般的な病気であると言ってよいでしょう。後述しますが、この病気は、一定程度の症状までなら他の人から〝隠す〟ことができます。むしろ、患者は症状を恥ずかしがる傾向にありますから、基本的には〝隠す〟ものと考えるべきです。であれば、あなたにとって身近な方が、密かに強迫症に苦しんでいる可能性も決して少なくないと言えます。

「強迫」はあなたの健康の延長線上にあり、なおかつ世の中に遍在している一般的な病気であるということを、まずは認識していただきたいと思います。

強迫症の症状

簡単な例は先ほどの①〜⑤で示しましたが、改めて症状について説明していきます。

強迫症は、「**強迫観念**」と「**強迫行為**」の二つの症状で特徴づけられる疾患概念です。片方だけで診断は可能ですが、典型的には両方がセットで現れます。

強迫観念とは、その名のとおり、思考面での症状です。頭から離れない不安な考えやイメージのことで、それを無視しようとしたり、打ち消そうとしたりしても、何度も頭に反復してきます。

先の例で言えば、「泥棒に入られるかもしれない」「火事が起こるかもしれない」「不吉なことが起こるかもしれない」という思考、あるいは「手が汚れている」「細菌に汚染されている」「家族を病気にしてしまう」というイメージが、強迫観念に相当します。これらの思考やイメージは実にリアルなもので、意志に反して頭に浮かび、払いのけられません。頭の中は不安で満たされてしまいます。

このような尋常でない不安を、何の対応もせずに放っておくことは、ふつうの感覚ではまず無理です。何せ、自分のせいで火事が起こって大惨事に至るかもしれないのです。今すぐ手を洗わなければ恐ろしい感染症に罹ってしまうかもしれないのです。このような観念に支配されては、落ち着いてなどいられません。

この結果、駆り立てられるのが**強迫行為**です。これにより先の不安や苦痛の中和や解消が試みられます。すなわち、「カギや火元を確認する」「不吉を打ち消す儀式を行う」「完全に綺麗になったと思えるまで洗浄する」などが強迫行為に当たります。過剰でバカバカしいと思っても、行動せずにはいられません。

強迫行為によって強迫観念は一時的に解消されますが、また同じような状況になれば強迫観念は出現してしまいます。何度も、何度も。

この強迫観念と強迫行為は、互いに強め合いながら循環する関係にあります。強迫観念が強迫行為を促すことは今述べたとおりですが、その逆もまた然りなのです。

強迫行為により一時的に安心感を得られるのは確かです。しかし、同様の強迫観念は別のタイミングで必ずやってきます。そのとき、その不安は以前よりも強くなって出現するのです。一時の安心が未来の不安を強めるという皮肉なロジックが悪循環を生むわけで、非常に厄介な性質だと言えます。

しかしなぜ、これらの面倒な症状が患者の心の内に現れるのでしょうか？　どのようなメカニズムで？　そして患者自身はどのように症状を理解しているのでしょう？

これらに答えを出す領域を「精神病理」と呼び、本書が重視しているポイントでもあります。

治療的にもたいへん重要なことです。長くなりますので、第二章で大きくページを割いて論じることにしましょう。その前に、もう少し続けて強迫症の基本事項を説明しておきます。

診断基準と精神医学の限界

精神科の臨床で用いられている公式の診断基準は二つあります。一つはアメリカ精神医学会（ＡＰＡ）が出版しているＤＳＭ－５、もう一つはＷＨＯ（世界保健機関）によるＩＣＤ－10というものです。その内容は概ね一致しているのですが、ここではＤＳＭ－５の方を紹介しましょう。表に示すとおり、強迫症の診断基準の項目には、Ａ～Ｄの基準が記載されています。すなわち、Ａ基準では強迫症状が存在していること、Ｂ基準ではその症状に一定以上の強さがあること、Ｃ基準とＤ基準では、鑑別診断（強迫症に似た症状を示す精神あるいは身体疾患と区別できていること）が求められているわけです。これらの基準を全て満たせば、強迫症と診断されます。

ということは、強迫観念か強迫行為の存在が診断にほぼ直結しているわけです。当然のことながら、精神科医にとっては、これらの強迫症状を適切に理解していることが、正しい診断につながることになります。

DSM－5の診断基準

A. 強迫観念, 強迫行為, またはその両方の存在

B. 強迫観念または強迫行為は時間を浪費させる（1日1時間以上かける）, または臨床的に意味のある苦痛, または社会的, 職業的, または他の重要な領域における機能の障害を引き起こしている.

C. その障害は, 物質（例：乱用薬物, 医薬品）または他の医学的疾患の直接的な生理学的作用によるものではない.

D. その障害は他の精神疾患の症状ではうまく説明できない.

（日本精神神経学会 日本語版用語監修、髙橋三郎・大野裕監訳『DSM－5 精神疾患の診断・統計マニュアル』p235, 医学書院, 2014より一部省略の上転載）

ところで、精神科の診断にあまり馴染みのない方からは、しばしばこういった疑問を呈されます。「検査は必要ないのか？」と。

確かに多くの医学的疾患の診断には検査が付きものです。糖尿病なら血液検査で高血糖やその指標の確認が必要ですし、胃潰瘍なら胃カメラで病変を確認する必要があるでしょう。神経疾患であれば、脳画像や髄液の検査が重要な意義を持ちます。

しかしながら、強迫症は診断に使える生理学的な指標（バイオマーカー）が現状存在していないため、検査の確立に至っていません。同じことが他の多くの精神科の病気にも言えます。ゆえに、あくまで患者が物語る症状を、修練を積んだ精神科医が評価し、ＤＳＭ－５等の診断基準と慎重に照らし合わせた上で診断を下す、

という手順が、現在の精神医学のスタンダードなのです。

　もっとも、強迫症の患者の脳で起こっている現象、つまり神経生物学的なメカニズムはある程度解明されています。こちらについては本書の後半部、第六章で解説しましょう。

強迫症の三つのタイプ――《確認系》《汚染／洗浄系》《ピッタリ系》

　先の①～⑤では数種類の趣の異なる症状を示しました。実際、強迫症の症状には多様性があります。患者によって、症状の背景にあるテーマが異なるためです。

　泥棒や火事の不安。人を傷つけることへの恐れ。不吉への忌避感。不潔恐怖。物の配置の秩序や対称性への強いこだわり。

　患者によって様々ですが、パターンはある程度決まっています。そのパターンは世界各国の研究でも概ね一致しており、日本の研究でも同様です。それらを因子分析という統計的手法で抽出し、症状の構造を分類したものが次の三つのタイプになります。

《確認系》

　確認を繰り返すことで安心を得ようとするタイプで、確認強迫とも言います。確認という強迫行為は共通しつつ、背景にある強迫観念にはさらに種類があります。

頻度が高いのは、自分の責任で（自分や他人に）危害が及ぶことを恐れるタイプです。たとえば泥棒を恐れてカギを何度も確認する、火事を恐れて火元を何度も確認する、といった症状は非常によく認められます。また、自分ではなく他人への危害を恐れる場合は、特に加害恐怖と呼ばれます。この場合は、たとえば車で事故を起こしてしまっていないか、あるいはすれ違った他人に怪我をさせてしまっていないか、などと不安になり、現場に戻ったり振り返ったりして安全の確認を繰り返します。いずれにせよ、絶対の安全を保証してくれるような証拠を希求する傾向にあります。

他に多いのは正確性に関わるもの。たとえば、仕事でミスや見落としがないか、書類に誤字脱字がないか、失礼な間違いをしていないか、などの確認を繰り返します。その徹底ぶりは、かえって業務に悪影響が出てしまうほどです。

縁起強迫と呼ばれるタイプもしばしば認められます。先にも例に挙げた、「4」や「9」、あるいは「13」といった不吉な数字にまつわるものが多く、他にも本人にとって「縁起が悪い」と思えるものなら何でも対象になり得ます。何をするにも数を数え、不吉な数に遭遇すれば打ち消しの儀式として呪文を唱えること（これらは他人には見えない行為であり、「心の中の行為」と呼ばれます）や、自分にとってタブーな行動をやらかしていないかの確認、あるいは行為のやり直しなどに及びます。行きすぎたゲン担ぎと言えるかもしれません。

宗教や性に関する強迫もあります。禁断的思考、つまりやってはいけないことに関わるという点で加害や縁起とも共通しているため、実際の強迫行為の趣が似通ってくるのです。人一倍信心深い人や、性に関する道徳観・倫理観が強い人ほど、このような考えを持ちやすい傾向にあります。それゆえ、その強迫観念自体を〝恥〟と捉えてしまうことも多く、他人に打ち明けることを強く恐れます。したがって病院に相談しに行くことへのハードルも高くなってしまうのです。

《汚染／洗浄系》

感染や汚染を恐れ、洗浄を繰り返すタイプで、洗浄強迫とも言います。

自分が汚れたと感じれば徹底的に綺麗にするべく、長時間の手洗いや入浴、歯磨き等を行います。また、洗浄の対象は自分の身体以外に及ぶことも多く、たとえば外で買ってきた品物を全て洗ったり、洗えないものならアルコールで消毒したりもします。その他、しばしば自分の部屋やベッドといった「絶対に汚したくない場所」が現れ、そこは特別に〝聖域〟と呼称されます。手や身体が完璧に綺麗になったと納得しない限り、聖域には触れられません。この症状がエスカレートすると、聖域に入る準備がたいへんすぎて逆にそこに入りづらくなり、その結果多少汚れている（と認識している）領域にしか足を踏み入れられない、という本末転倒の事態に陥ることもあります。似たような理由で、長時間化する入浴の苦痛が著しくなり、結果、ハードルの高さゆえに逆に入浴を避けるという展開も起こり得ます。

非典型的ですが、「自分の汚れや病気を他人に移したくない」という、矢印が逆向きの観念が出現することもあります。その一例として分かりやすいのが、精液恐怖という形式の症状です。男性の場合に限られますが、「自分の精液が誤って他人に付着し、妊娠させてしまうのではないか」という強迫観念により、洗浄の繰り返しに至ったり、他人に触れることを回避したりします。

他にも感染を恐れるあまり、血液への恐怖が強まる場合もしばしばあります。このタイプはとにかく赤いものが苦手です。ポストであれ、朱肉であれ、赤く見える染みであれ、視界に入れば瞬く間に強烈な不安に襲われ、一刻も早く手を洗いたい衝動に駆られます。ときにこのタイプは、洗浄よりも確認が強くなる（たとえば血液ではなく赤いインクであることの証拠を追求する）場合もあります。

同様に、道端の犬や猫のフンに汚染恐怖を感じるタイプは、自分の通る道にフンがないかを慎重に確認するがあまり、結局怖いものをどんどん見つけ出してしまい（どんな道も注意して見れば汚いものだらけです）、通れない道がますます増えるなど、自分で自分を追い込む傾向がしばしば認められます。

《ピッタリ系》

〝まさにピッタリ感〟(just right feeling) と呼ばれる感覚の追求を徹底するタイプです。不完全恐怖と呼ぶこともあります。

自分が納得する形でピッタリしていないものに対して「気持ち悪さ」や「落ち着かなさ」を感じ、「前駆衝動」と呼ばれる強い衝動に駆り立てられます。その衝動により、〝まさにピッタリな感覚〟〝しっくりくる感覚〟、あるいは〝完璧な感覚〟を得るべく、繰り返し強迫行為に及ぶのです。

求める感覚には五感全てが関わり得ますが、中でも視覚・聴覚・触覚の関与が目立ちます。たとえば、本棚の本を背の高さ順に正確に並べ直したり、皿をしまうときに柄をきちんと揃えようとしたり、靴の左右をピッタリ揃えたりするのに時間をかける（視覚）。ドアを閉めるときの「カチャ」という音や感触にまさにピッタリ感を求め、納得するまでドアを何度も閉め直す（聴覚、触覚）。ノートの行内に字をピッタリ収めようとしたり、完璧な字を書こうと「とめ、はね、はらい」などにこだわったりして、何度も書き直す（視覚）。相手の言葉の聞こえ方、あるいは自分の言葉の発音がしっくりこず、何度も訊き直したり喋り直したりする（聴覚）。文章を読む際、頭にしっくり入る感覚を得られないと気持ちが悪く、何度も同じ文章を読み返す（視覚）。ビデオやＤＶＤの画面、音声をきちんと認識できないと落ち着かず、何度も早戻しして同じ場面を見直す（視覚、聴覚）。

患者によってこだわりは様々ですが、共通するのは完璧性への執着です。そのこだわりの対象は生活空間全体に広がりやすく、多くの場合は生活動作の一つ一つにたいへんな時間やエネルギーを要する事態になってしまいます。たとえば、帰宅時の一連の動作を取り上げてみても、靴を脱いで並べる（完璧な左右対称）、手を洗う（石鹸の泡立ち、水が流れる感覚）、服を片付ける（裏表の確認、色の順番）、ハンガーにかける（完璧な左右対象）、持ち物をしまう（決めた場所に配置する）、といった細かな行動全てに「まさにピッタリ」な納得を追求してしまうわけです。

また、このタイプの多くは、一つの動作にこだわりすぎるあまり、次の動作に移れないという状態にしばしば陥ります。他人から見れば、あたかも行動が停滞してしまったようにも映ります。これは「強迫性緩慢」と呼ばれる、《ピッタリ系》に特徴的な現象です。

典型例と非典型例

もう一つ、さらに実践的な分け方もお話ししましょう。

それは、《確認系》と《汚染／洗浄系》を「典型例」、《ピッタリ系》を「非典型例」に分ける考え方です。この違いを分けるのは明確な強迫観念の有無です。前者は強迫観念の存在が明らかである一方、後者は今一つはっきりしません（ただし例外はあります。第五章で詳述）。観念（idea）とは、具体的な思考内容の存在が想定された概念です。しかし通常、《ピッタリ系》ではそのような観念が介在しません。代わりに観念に相当するものが、ピッタリしない感覚、あるいは不全感です。これらの感覚は「落ち着かなさ」あるいは「気持ちの悪さ」を生じさせ、「その解消のための行動に駆り立てる」という点では強迫観念と一致しています。とはいえ、厳密には思考内容を伴っていないため、観念とは異なるものとされるのです。

　したがって、《ピッタリ系》では先の診断基準（DSM－5の基準A）で言えば「強迫行為」の存在だけで基準を満たすことになります。これが非典型例たる所以《ゆえん》です。

　このような強迫症の多様性の背景には、障害されている脳の部位やメカニズムの違いが推定されています。さらに、第二章から解説していく精神病理や治療戦略にもある程度の違いがあります。これらの違いは、特に薬物の選択にも関わってくるため、治療の場では軽視できません。

　本書では今後、基本的には「典型例」の解説を主軸に据えつつも、折々に「非典型例」の解説も加え、できる限り強迫症の全体をカバーする構成を取っていきます。

治療を受けずに放っておくとどうなるか

強迫症は治療の有無で、経過に大きな差が生じます。ある調査では、強迫症患者を未治療で50年間追跡したところ、30年後で約半数が、50年後でも約40%が強迫症状を持ち続けていました。つまり、治療を受けなければ、半数近くが生涯にわたって強迫症が治らないということです。

さて、ふつうは病気の経過を説明するとき、このような〝治療を受けない場合〟の話はあまりしません。しかし、こと強迫症に関してはこのパターン、つまり放っておくとどうなるかについて説明するべきでしょう。現実的な問題として、精神科の受診に至らない強迫症患者が、相当数いることが想定されているからです。

繰り返しになりますが、強迫症は健康の状態と地続きにあります。一定時間をかけ、健康な状態から、少しずつ病的な状態へと移行していくのです。ある日急に発症するといった類の病気ではありません。ということは、少しずつ症状が出現しても、日常生活のスタイルの中に悪い意味で組み込むことが可能なのです。たとえば、家を出るときに泥棒や火事の不安で毎日1時間を強迫症状に費やしても、会社に出勤することは可能です。

加えて、症状を他人から隠す方が相当数おられます。多くの場合、強迫症状は本人にとっても不合理なものと認識されるため、他人に症状を見られることを「変に思われるのではないか」「恥ずかしい」と捉えがちなのです。となれば、周囲から異常に気付かれにくく、受診を促される機会も減ってしまいます。また、強迫症状で困っている自覚はあるものの、どこで相談していいか分からずに放置してしまうケースも少なからずあります。

要するに、幸か不幸か、ある程度の症状までなら病気と〝共存〟ができてしまうのです。これはある意味恐ろしい特性です。

それでも残念ながら症状は進行していきます。病気の性質上、何の対策も講じなければ、自然に治るということはほとんどありません。それどころか、どんどん症状が習慣化し、脳の構造もそれに合わせて変化していき、治るチャンスが減っていきます。

さらに症状が悪化するに従い、いずれは生活に破綻を来します。毎日出社前に2時間も3時間も確認行為を続けることは、並大抵の体力・精神力ではできません。こうなると精神的な障害というより、むしろ社会的な障害という側面が目立ってきます。

ここまで悪化してくると、強迫症のさらなる二つの特徴、「回避」と「巻き込み」が出現する可能性が高まります。詳しくは第二章以降で説明しますが、ここでも簡単に触れておきましょう。

「回避」とは強迫症状が惹き起こされる場面を避けることを言います。重症化に伴って出現しやすい特徴の一つです。「回避」を続けていく、すなわち逃げ続けると、必然的に安全と思う領域でしか行動できなくなり、行動範囲がどんどん狭くなっていきます。すると、特定の場所に行けなくなる、学校や職場に行けなくなる、外に出られなくなる、というふうにますます追い詰められることになります。この極端な形が〝引きこもり〟です。

「巻き込み」とは強迫行為に他者を巻き込むこと、すなわち症状に組み込んでしまうことを指します。大抵は家族が対象です。「大丈夫か」と繰り返し尋ねて安全を保証してもらう、カギの確認などの強迫行為を代わりにやってもらう、帰宅時の入念な手洗いといった自分のルールを強要する、などの種別はありますが、要するに強迫症状の持つ不安のエネルギーを、家族に肩代わりしてもらうようなものです。当然、家族は疲弊します。さらには本人の不安が怒りに転化し、その矛先が家族に向かう場合もあります。この場合、家族が思うように行動してくれなければ、「自分の苦しみを理解していない」「協力してくれない」といった認識によって怒りが高まり、暴力の形を取る場合すらあります。そのため、「巻き込み」があまりに酷くなると、家族の崩壊にまでつながることも珍しくありません。

　強迫症という病気は、症状それ自体で死ぬことはまずありません。しかし、このように自分のみならず家族の生活が著しく損なわれる可能性が少なくないのです。実際、生活の質、いわゆるＱＯＬ（Quality Of Life）を大幅に下げる病気として悪名高く、ＷＨＯにより「ＱＯＬが低下する十大疾病」の一つに数えられたこともあります。

　先述のとおり、未治療だと生涯にわたって半数近くが症状を持ち続けます。この間、強迫によるエネルギーの浪費、生活上の不自由さが延々と続くわけです。もし、その浪費された時間やエネルギーを、自分や家族、社会のために、生産的に活用できれば、その方はどれほど立派な成果をあげられることか。このように考えると、我々としても本当に悔しく感じるのです。

以上、無治療の際に起こり得る、できる限り避けたい展開をお伝えしました。とはいえ、危うくなるまでに受診に至る方は、もちろん沢山おられます。では現実として、病気の症状を自覚してから精神科の受診に至るまでの〝空白の期間〟は大体どのくらいなのでしょうか。答えは、平均で7〜8年です。この長さをどう思われるでしょうか？　私は長いと思いますし、実際他の精神疾患と比較しても長期間に及びます。この間、強迫症状はある程度の変動はありつつも、徐々に悪化していきます。そしていつの間にか生活にかなりの支障を来すレベルになり、ようやく受診を検討する、というパターンがよくあるのです。しかしこのような未治療期間が長引くほど、強迫症の基盤となる脳内メカニズムが固定化され、治るチャンスを失いやすくなります。

治療を受ければどうなるか

では、治療の成績はどうでしょうか。しっかり治療を受ければ、しっかり良くなるのでしょうか。

まず治療の柱は二つ。薬物療法と認知行動療法（Cognitive Behavioral Therapy：ＣＢＴ）です。以下、大まかな統計的数値を交えて説明します。

薬物療法については、一般によく使われる薬物（ＳＳＲＩと呼ばれる抗うつ薬）に効果がある患者が約50％とされています。効果を示さなかった残りの半数の患者に対し、さらに別の薬物（抗精神病薬）を付加した場合、このうちの1／3〜1／2程度に効果が認められるとされています。したがって、概ね7割程度の患者が薬物療法だけで病気が改善することになります。ただ、問題は再発率の高さです。一旦良くなっても、服薬を自己中断した場合の再発率は約8割に上ります。そのため、薬物の中止を考えるのであればゆっくりと減量していくことが望ましいとされますが、そのペースにはあまり統一した見解がありません。長期的な治療予後を観察した研究が少ないため、データが足りていないのです。

ＣＢＴとは、一言で表せば「強迫行為を我慢する治療法」です（第三章で詳述）。既定のプログラムが存在しており、それを完遂した場合は60〜90％に何らかの改善を得られ、そのうち75％には効果が長期的に維持できるとされています。つまり、薬物療法に比べると再発が少なく、効果が確実と言えます。ただし、ＣＢＴとは言ってみれば病気に面と向かって戦う治療法です。実行するためには、患者の積極的な意志や不安への抵抗力の高さ、そして根気が必要になります。要するに本人が頑張らないといけません。しかし、多くの患者は強迫症状に7〜8

年振り回され続け、疲れ果てた後に受診に至っているのです。そのような患者が最初から病気と正面から戦う治療を行うのは至難の業です。

つまるところ、薬物療法とＣＢＴをそれぞれ単独で行うには、デメリットを避けられないわけです。薬物は導入がしやすく、効果も速い反面、副作用や止めた場合の再発率の高さというデメリットがあります。一方ＣＢＴは、効果は確実であるものの、先述のとおり本人のモチベーションが必要不可欠です。

このため、薬物療法とＣＢＴをうまく組み合わせることが、治療のカギとなります。薬物で不安を下げ、しっかり休養させてコンディションを上げて、戦う態勢を整えた後にＣＢＴで完治を目指すというのが定石なのです。

実は本書は、このＣＢＴをいかに的確に実行すべきか、という点に主眼を置いています。薬物はあくまでサポートであり、強迫症の治療に肝要なのは適切な「知識」に基づくＣＢＴであるということが本書の主張です。そしてその方法論を浸透させることも本書の大きな目的になります。その具体的な方法、すなわち治療戦略については、第三章で詳しく論じましょう。

しかし治療の詳しい説明をする前に、我々は強迫症の病理をしっかりと理解しなくてはなりません。病理の理解なしにＣＢＴの実行はあり得ないからです。

強迫症とは、〝何か〟が意識へ強く迫ってくる病気であると、本章の冒頭で述べました。その〝何か〟に当てはまるのに最も相応《ふさわ》しい答えは「不安」です。典型的な強迫症は、不安が我々の意識に侵入するというスタイルを取ります。しかしそれはなぜ？　どのように？　そして患者の中ではどのような景色が見えているのでしょうか？

これらを理解するため、次章で強迫症の「精神病理」を見ていくことにしましょう。

第二章　強迫症の精神病理

1　正常な心理の働き

精神病理とは何か

ここまでの話で、強迫症という病気の基本的な概念を理解していただけたと思います。それにより、強迫症を外側から観察したときの状態像はある程度イメージできるはずです。

一方で、その内面についてはどうでしょうか。基本的な症状を知るだけでは、患者本人の精神で何が起こっているのか、その主観の想像はなかなか難しかろうと思います。言ってみれば、現時点では強迫症状という名の〝点〟を理解できるに過ぎません。治療を考える上でさらに必要なのは、正常と強迫症を結ぶ〝線〟の理解です。本章でこれから解説する強迫症の「精神病理」とは、この理解の助けになるものです。

早速本題に入りたいところですが、そもそも「精神病理」という言葉に馴染みのない読者も多いと思います。先にこの言葉の説明をしておくべきでしょう。

まず「病理」という言葉自体は、身体の病気でもよく用いられます。病気の原因やメカニズムを明らかにするための医学領域で、身体の場合は主に顕微鏡を使って肉眼的に細胞や組織の変化を観察する手法を取ります。たとえばがんの診断を確定するために細胞を採取して顕微鏡で観察し、「病理診断」を行うことはごく一般的なことです。

一方で「精神病理」という言葉は精神医学の専門用語です。「病気の原因やメカニズムを明らかにする」という目的は身体の病理と共通しているものの、手段は全く異なります。それは肉眼的な観察ではなく、精神的な接近によるものです。心理的なアプローチにより、患者の内面で起こっている病的な変化を明らかにし、他者にも分かるよう、理論的に言葉に落とし込むわけです。

たとえば、強迫症の患者であれば、その精神の中では（後で詳しく述べるように）「不安」という感情や、「認知」と呼ばれる精神機能などに量的・質的な異常が現れ、強迫の症状として顕在化します。では、それらの精神機能は一体どのようなメカニズムが働いて、正常から逸脱してしまうのでしょうか？　本人の内面では、その異常はどのように体験されているのでしょうか？　また、そういった異常の集まりは、どのような構造や論理で組み合わさり、明らかな疾患として成立しているのでしょうか？　このような疑問に答えを出すべく、その精神の動きや有り様を、可能な限り論理的に記述し、理論化を行ったもの。それが「精神病理」です。精神の異常を理解するためには不可欠な概念と考えられ、精神医学の基礎となる領域です。

精神病理を全く知らなければ、強迫症の構造を把握することはまず不可能と言ってよいでしょう。ただでさえ、強迫症状とは多様で多彩なのです。患者によって症状が違うのはもちろん、ひとりの中にも様々な症状が混在し、しかも時期によって変動もします。それぞれの症状がどのように関連し、いかにして正常心理から逸脱していったのか、その論理的な筋道が分からなければ、理解しようがありません。となれば、治療も難しくなります。

一方で精神病理を理解してしまえば、病気の構造を見通すことができます。各患者の持つ症状の共通性も、個別の患者の症状の複雑性も、理解が可能になります。そこには特定の論理的な法則が働いているからです。その理解の仕方は数学の証明と少々似ているかもしれません。一見難解に思える問題でも解き方が分かれば、新たな視点を得られたかのようにスラスラ解けるようになります。強迫症でもそれは同じで、病理のロジックさえ分かれば、一見複雑な症状にも混乱せず、病気の全体を筋道立てて理解することができます。それがいくら複雑に見えようと、発症時点の正常心理まで道をつなげることは可能です。そうして理解してしまえば、正常に回復させるための治療戦略を立てることも可能となるのです。

以上で前置きは終わりです。そろそろ本題に入っていきましょう。はじめに、「不安」や「認知」といった言葉の定義を通じ、正常心理の働きについて解説します。その次に強迫症を発症する過程についての解説を行い、最後に重症化に伴って出現する症状についての解説を行っていきます。

まずは、強迫症において最も重要な感情、「不安」に関する定義の話からです。

不安とは何か

典型的な強迫症とは一言で表すと「**不安**」の病気と言えます。もう一つ言葉を追加するなら「不安と行動」の病気ですが、その行動は不安に駆り立てられて生じるものであり、根本にあるのはやはり不安です。

さて、そもそも不安とはどのような心の状態を指すのでしょう。改めて問われてみると、実ははっきりした説明が難しいのです。「不安とは不安のことである」と答えたいところですが、そうはいきません。精神病理の議論をスムーズにするため、我々の間で共通の認識を持っておく必要があります。何せ、不安について抱くイメージは意外と人それぞれで微妙に異なっているのです。

たとえば、強迫症の典型的なタイプの一つ《汚染／洗浄系》について考えてみましょう。このタイプが恐れるのは主に「不潔」や「汚染」といった感覚です。これは不安のイメージと結びつくでしょうか。簡単に結びつくという声は多そうですが、おそらく全員ではありません。むしろ「不快」という言葉の方がしっくりくるという意見もあるでしょう。

もう一つ、《ピッタリ系》はどうでしょう。「物の位置が揃ったピッタリ感」「ドアや戸棚を閉じたときの音や感覚のしっくり感」など、〝まさにピッタリな感覚〟が得られないと落ち着かず、その衝動により同じ行動を繰り返すタイプです。この〝ピッタリが得られない感じ〟のことは俗に「不全感」とも表現されます。この感覚は、多くの方にとって不安のイメージとは距離があると思います。

　国語辞典を引くと、不安とは「落ち着かない感じ」「漠然として気味の悪い心的状態」「よくないことが起こるのではないかという感覚」などと記されています。精神医学の専門書では、不安は伝統的に「対象のない漠然とした恐れ」と表現されます。それと対になるのは「恐怖」です。恐怖は「対象のあるはっきりした恐れ」とされます。

　脳神経学的には、不安も恐怖も「扁桃体」という脳の特定の部位の活動と関わっていることが明らかにされています。これはヒト以外の動物も備えたシステムです。特に野生動物にとってはその生存に欠かせません。命の危機を察知するセンサーが働き、不安や恐怖の感情と、それにまつわる思考が惹起され、生存のための行動を促します。その行動とは、俗に言う「闘争か逃走」です。闘うか、逃げるか。いずれにせよ、不安や恐怖によって、生命維持に必要な行動が強く促されるわけです。

　これらを総合し、ここで不安の定義をしておきましょう。不安とは原始的な「落ち着かない感じ」であり、その解消のための行動を促す性質を持つ〈注〉、と。少なくとも本章の議論にはこれで十分です。

この定義を基にすれば、先述の「不潔」や「不全感」にも不安のイメージが結びつきます。不潔を強く感じれば「落ち着かない感じ」が生じ、解消のために「洗浄」という行動が促される。不全の感覚が強ければ「落ち着かない感じ」が気持ち悪く、解消のために整理や整頓といった行動が促される。いずれも「落ち着かない感じ」と、その解消のための行動を促すという性質から、不安に含まれると言うことができます。

さらに、この不安の定義により、注目すべき副産物が生まれます。〝量〟と〝質〟の観点です。

不安を「行動を促す落ち着かない感じ」と扱うならば、これは特にその内容は問われません。つまり、あくまで不安とは量的な概念と言える。しかし多くの不安には内容が伴います。内容とは質的な概念です。

例を挙げましょう。たとえば、先の不潔や不全感です。これらはいずれも「落ち着かない感じ」である不安を伴って、特定の観念もしくは感覚と結びついています。不潔であれば、「汚れている」という観念と「落ち着かない感じ」である不安がセットになっている。不全感については、「ピッタリしていない」という感覚と「落ち着かない感じ」である不安がセットになっている。「カギを閉め忘れたかもしれない」といった不安も、厳密には質的な観念（思考内容）と量的な不安が組み合わさっていることが分かると思います。
この考え方は、もう少し議論を進めたところで重要になりますから、そこでもう一度取り上げましょう。

注――実のところ、この不安の定義は、標準的な見解とは異なります。一般に、不安とは思考内容が伴うものと定義されるからです。実際、《ピッタリ系》に特徴的な「不全感」は思考がほとんど伴いませんから、一般的には不安とは別種の概念と解釈されます。しかし、本章では不安の定義をあえて拡張しており、「不全感」も、不安の一部に取り入れています。このことで精神病理の議論がスムーズになるからです。いわば〝広義の不安〟と考えてください。なお、仮に標準的な見解、いわば〝狭義の不安〟にこだわるとしても、《ピッタリ系》に関してのみ不安を「落ち着かなさ」や「気持ちの悪さ」に読み替えることで、概ね同じ議論を成立させることができます。ゆえに本章の不安の定義でも、議論に大きな矛盾は生じないと考えています。

不安の炎、認知、観念

次は人間に備わる精神機能について解説していきます。以下では分かりやすさのため、比喩を多用します。

まず、読者であるあなたには「**意識**」があるはずです。自明のことです。意識がないと本も読めません。この意識は、ステージ（舞台）に喩えることができます。このステージの上には、感情や知覚、思考といった各種の精神機能が入り乱れており、その中には「不安」も存在しています。さて、不安はステージのどこに潜んでいるのでしょうか。

ここであなたはステージの中央にある台座の上に、燃え盛る「炎」を発見したとしましょう。炎は大きくなったり小さくなったりと、状況に応じて勢いに差があります。どうやらこの炎が不安を表していることが分かりました。この炎には「**不安の炎**」という名前を与えておきましょう。

この「不安の炎」は、誰でも生まれつき持っているものです。先に述べたとおり、不安とはヒト以外の動物も持つ、生存に欠かすことのできない原始的な機構であり、扁桃体を中心とした脳の機能です。ただし、炎の燃え上がりやすさ（＝不安の感じやすさ）には大きな個人差があります。生まれつき不安に強い人もいれば、極端に不安になりやすい人もいます。加えて、同一人物の中でも、そのときのコンディション次第でやはり大きな違いが生まれます。たとえば大きなストレスを感じているとき、あるいは体調を崩しているときなど、心身が弱っている際には、てきめんに不安を感じやすくなります。

仮に健康な状態であれば、「不安の炎」が燃え上がるのは、限られた条件に反応したときだけです。しかもその条件は人によって違います。交通事故の恐れに敏感に反応する人もいれば、血液や汚れに反応しやすい人、数字の「4」に反応する人など、様々です。強く反応すればするほど、「炎」も強く燃えます。

客観的には同じ条件なのに、個人の反応には大きな差がある。これは主観に由来するものです。ではその主観を形作る精神機能とは何なのか。それが「**認知**」、及びそれによって形成される「**観念**」です。

人間は決して現実をあるがままに捉えているわけではありません。現実を五感によって知覚した後に、必ず情報処理のプロセスを通しているはずです。このプロセスを「認知」と呼びます。それによって初めて、知覚した現実に意味が生じ、その結果「観念」が生まれるのです。観念とは思考の内容やイメージを指す言葉です。いわば〝想像の産物〟とも表現できます。

同じ対象を観察しても、それぞれの認知が異なれば、全く違う観念が生まれます。それゆえ、人それぞれに惹き起こされる不安の大きさが全く異なってくるわけです。ある人にとっては全く不安を感じない対象でも、他の人にとってはたいへんな脅威と捉えられることは少なくありません。

例を挙げましょう。たとえば血液です。血液が入った試験管を目の前に置かれたとして、そのときに抱く観念は、人によって大きな違いがあります。極端な話、血液を初めて見る赤ちゃ

図1　「不安の炎」が燃え上がる条件

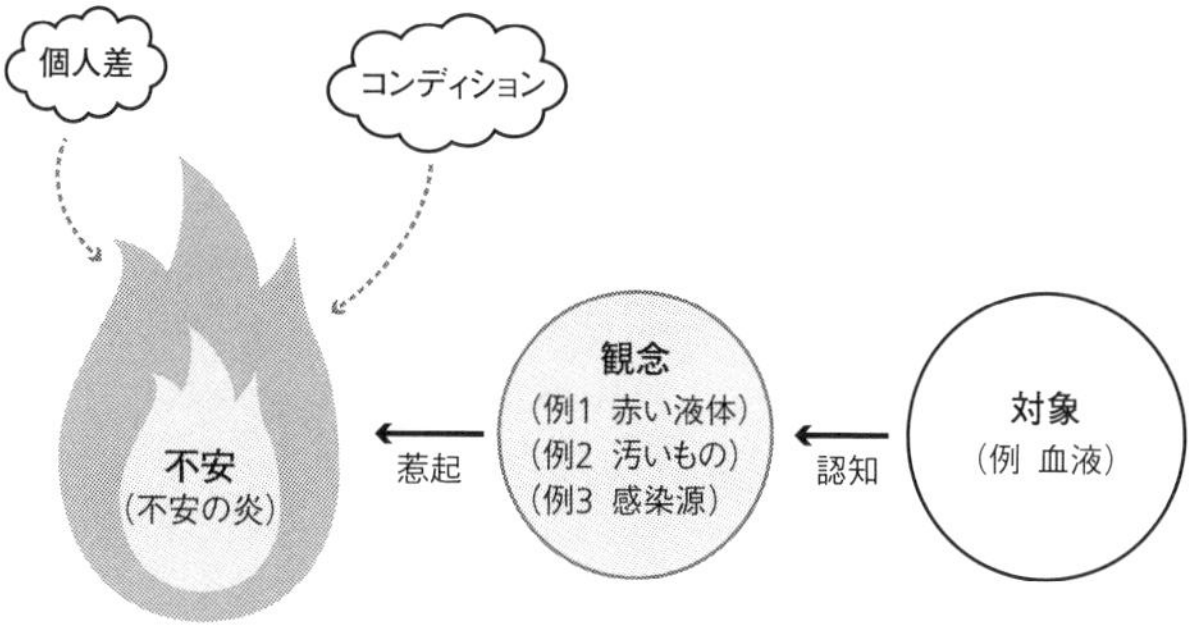

同じ対象でも、認知の違いによって抱く観念が異なり、惹起される不安の大きさも変わる。また、不安の燃え上がりやすさ自体にも個人差があり、同一人物でもコンディション次第で大きな差が現れる。

んは、おそらく何の観念も抱かないでしょう。ある人にとっては単なる「赤い液体」です。人によってはなんとなく「汚い」と思うかもしれない。一方で、血液の感染症に関する若干の知識を持つ人であれば、「誤って触れれば恐ろしい病気に感染してしまうかもしれない」という観念を抱き、強い不安を感じるかもしれません。もし身内や知人にそのような感染症で苦しむ方がいれば、なおさらその傾向は強まるでしょう。では採血に慣れた看護師ならどうでしょうか。当然、血液感染の知識を持っているものの、看護師にとっては日常的に接する対象です。「適切に扱えば問題は無い」と冷静な観念を抱き、危険性のレベルを低めに（妥当に）見積もって、大して不安を感じないかもしれません。

　このように、同じ血液という対象であっても、人それぞれの認知が異なることで、それぞれに異なった観念が得られ、惹起される不安の強さにも違いが生じるわけです。そしてこの認知とは、それまでの人生で得てきた知識や行動の蓄積によって形成されています。先の血液の認知の違いも、ひとりの人生の中で全てが起こる可能性もあります。赤ちゃんが看護師に成長するまでに、知識や行動を通じ、ゆっくりと認知が変化していくわけです。

一旦、ここまでの流れを図にしておきましょう（図1）。

ちなみに、認知の異常が関わる問題は、強迫症の他にも多くの精神疾患で認められます。強迫症の近縁である「不安症」カテゴリーに入る疾患群や、「うつ病」や「統合失調症」もそうです。最も有名なものは、加齢に伴う脳の変化により認知機能が低下する、その名のとおりの「認知症」でしょう。

不安解消行動、放置

特定の対象に接したとき、人それぞれの認知の違いにより、「不安の炎」の燃え上がり方が異なることを説明しました。では、実際に不安を感じたとき、我々には次にどのような選択肢が与えられるのでしょうか。それは大まかに言って、二つです。すなわち「行動する」のか、「行動しない」のか。

前者から説明しましょう。通常、人間は強い不安を感じると、それをそのまま放ってはおけません。何せ不安とは、先ほど確認したとおり「落ち着かない感じ」なのです。普段はあまり意識しないかもしれませんが、不安という感情は非常に強力なポテンシャルを秘めています。不安が強ければ強いほど、また時間が長ければ長いほど――「不安の炎」が燃え続けるほどに――まるで精神を焼き尽くすような激烈な苦痛を、その主体にもたらします。苦痛には他にも〝痛み〟や〝悲しみ〟など、様々な種類がありますが、不安がもたらす苦痛はこれらに全く引けを取りません。強迫症に散々苦しまされた私にとっては、不安は最強の苦痛です。

そんな「不安の炎」が燃え盛れば、可能な限り早く処理してしまいたい。その切迫感により、不安を解消するための行動が促されます。これを「**不安解消行動**」と呼ぶことにします。これ自体は誰もがごくふつうに行っている、日々の生活を守るために必要な、健康的な行動です。

具体的に見てみましょう。次に三つの例を挙げてみます。

〈例① 確認〉

あなたは都会のワンルームマンションの2階に一人暮らししています。隣にも人が住んでいるようですが、まだ見かけたことはありません。さて、あなたは今日から2週間の海外旅行に出かける予定です。つい先ほど家のドアを閉め、エレベーターに乗り、マンションの玄関から出たところです。さぁ楽しみな旅行のことを考えよう――というところで、ふと不安が頭をよぎります。そういえば家の机の上にかなりの現金（全財産の半分程度）を置きっぱなしにしており、銀行に預けるのを忘れていた。ところでさっき家を出たとき、ちゃんとカギをかけただろうか。なんとなく施錠した気はするが、以前、一度だけ忘れたことがある。そのときは何も起こらなかったものの、今回は大金なのでリスクが大きい。泥棒に入られるとたいへんである。1分あれば家に戻って確認できる。まだ電車の時間には余裕がある。このとき、あなたは確認に戻りますか、戻りませんか？

おそらく60％ほどの方は「戻る」と答えるのではないでしょうか。危機管理としては悪くない行為です。1分程度の時間と施錠確認という、少ないコストで大きなリスクを消去できるのですから、コストパフォーマンスに優れているようにも思えます。これは「確認」という不安解消行動です。

〈例② 洗浄〉

あなたは道端でひょんなことから大便に誤って手を触れてしまいました。手には微妙に茶色い汚れが付いているように見えます。目の前には清潔な手洗いがあり、ペーパータオルも準備されています。あなたには特に急ぎの用事もなく、時間はたっぷりあります。あなたは水で手を洗いますか、洗いませんか？

　おそらく90％以上の方は「洗う」と答えるでしょう。ほとんどの人は「手が汚れた」と考え、落ち着かなくなります。つまり不潔に関する不安です。その不安解消行動としての「洗浄」に及ぶわけです。ちなみに、その洗浄の細かな方法は人によって大きく異なります。石鹸を付ける／付けない、泡立て方、手の揉み具合、洗浄時間。これは後ほど説明する「習慣」に依存します。

〈例③　整頓〉

　あなたは無人の図書室にいます。書棚には美しい装丁の百科事典が1巻から９９９巻まで見事に整然と並んでいます。見ているだけで気持ちが落ち着く、立派な光景です。仕立ての良い高級なイスに座り、あなたはとても優雅な気分でくつろいでいます。ところが、書棚を眺めているうちに、あなたはふと違和感を覚えます。なんと、百科事典の６４５巻と６４６巻が逆になっているではありませんか。あなたは自由に本に触れる立場にあるとして、順番がピッタリになるように本を入れ替えますか、入れ替えませんか？

　これは30％くらいでしょうか。放っておくのもなんとなく落ち着かないし、気持ちが悪い。すなわち不安であると感じれば、「整頓」という不安解消行動に駆り立てられるのも無理からぬことでしょう。

パーセンテージは私の勝手な推測です。とはいえ、感じられる不安の大きさは、人によってかなりのバラつきがあるのは確かですし、その不安の大きさ次第で不安解消行動の有無が決まるのも確かです。

ここで改めて注目していただきたいことがあります。これらの三つの例では、不安という「落ち着かない感じ」は共通しているけれども、それぞれに結びついている観念（と感覚）の種類が違います。「盗難の危険」という観念、「汚い」という観念、「ピッタリしていない」という感覚。先に述べたとおり、基本的に量的な「不安」と質的な「観念」はセットになっており、なおかつ厳密には区別ができるわけです。

「不安の炎」で喩えるならば、観念を反映するのは炎の「色」です。赤い炎でも青い炎でも黄色い炎でもよいのですが、大事なことは、炎と色は不可分かつ概念が異なるということです。「炎＝不安」が本体で、「色＝観念」が性質であるとも言えます。前者は量的な概念ですから、その大小により、不安解消行動の〝有無〟が決定されます。後者は質的な概念ですから、その種別により、不安解消行動の〝内容〟が決定されることになります。

さて、先ほど不安に対する選択肢は、「行動する」（＝不安解消行動）の他に、もう一つあると述べました。それは、「行動しない」こと——あえて言うならば、不安を解消しない行動です。つまり、「**放置**」です。

「わざわざ言うことか」と思われたでしょうか？　否、これは極めて大切な概念です。むしろ積極的に不安を解消しないことこそ、強迫症の治療において最大限に重視すべきことと言っても過言ではありません。この考え方無くして、治療はあり得ない。その理由はここではおいておき、第三章で詳しく説明することにします。

話を戻します。強い不安に対しては、通常は我慢できず、先の例のような不安解消行動に駆り立てられてしまいます。しかしながら、弱い不安であれば、それを放置することが可能です。事実、不安というものは行動によって解消せずとも、時間経過で必ず自然に縮小していきます。つまり「不安の炎」は放っておけば、勝手に消えていくのです。

このことは先の三つの例でも確認できます。少々の不安を感じたところで、あえてそれを解消する道を選ばず、放置という選択をしてみる。すると不安の内容は時間経過で全く気にならなくなるのです。カギの確認に戻らなくても、まぁ大丈夫だろうという気になる。手を洗わなくても、茶色い汚れがどうでもよくなる。本の順番がズレていても、まぁ別にいいかという気持ちになる。是非、実際に体験してみて欲しいのですが、これは誰にでも起こる、ごく自然な現象です。これは強迫症治療の根幹となる、非常に重要な法則です。

ちなみに、この現象は進化心理学的に考えても理にかなっています。いつまでも同じ怖さに支配されていては先に進めませんし、現実的にも次から次へと脅威が出現してくるはずですから。第一、不安の状態にあること自体が苦痛であり、そのことでいたずらに精神的なエネルギーが消耗されるのです。行動で解消されない不安は、自然に縮小して消える必要がある。そうでなければ、とても我々は生きていけません。

習慣、条件付け

既に述べたとおり、不安解消行動とは、誰もが日常的に行っていることであり、生きていくために不可欠な行為です。ただし、多くの方はその存在をあまり意識しません。なぜか。理由は二つ考えられます。

一つは、健康な人が感じるほとんどの不安は軽微なものだからです。不安が小さければ、要求されるエネルギー量は少なくて済みます。つまり安全のための必要最低限の行動——数秒程度の手洗いや、少々のカギの確認——程度であれば、大した労力もかかりません。そのため、そこまで集中を要することもなく、記憶にもほとんど残らないのです。

もう一つ。こちらが重要です。仮に強い不安により、多大な労力と思考を必要とする不安解消行動に駆り立てられることがあっても、次回以降、同じ状況で同じ行動を繰り返せば、その行動が「**習慣**」の性質を帯びていくからです。習慣は「ルーチーン」と言い換えることもできます。最初のうちは意識的に集中を要していた行動が、何度も繰り返すうちに、無意識的な行動へと変化し、大した集中も労力も必要としなくなる。そう、日常のルーチーンに組み込まれてしまうのです。

あなたの日常生活の様々な行動も、多くは習慣で構成されているはずです。それらの習慣も元を辿れば、特定の目的を強く志向する、それなりの労力が必要な不安解消行動であった可能性が高いのです。

例を挙げましょう。たとえば、歯磨きです。あなたは歯磨きの習慣を今まで付けてこなかった結果、虫歯ができてしまったとしましょう。あまりの痛みに観念し、それまで避けていた歯科を受診しました。すると歯科医からこう脅されます。「正しいブラッシングを毎食後に行わなければ、虫歯がどんどん増えていき、最終的に歯が全部無くなる可能性がある。それだけではない。口内の虫歯菌が血流に入り、心臓に感染し、命に関わる場合すらある」と。非常に怖い情報を聞かされたあなたは、食事をする度に「食べた後は歯を磨かなければ、たいへんなことになってしまう」という強い不安に駆られ、教えられたとおり、食後の歯磨きを一生懸命行います。歯と歯の間も、奥歯も忘れず、ゴシゴシゴシ。はじめのうちは不安を解消するための行動として、不慣れな歯磨きをわざわざ行うはずです。しかし何カ月も続けるうちに、完全に習慣として定着します。いつの間にか「気が付いたら歯磨きをしていた」というレベルにまで変化している。自分にとってごく自然である、半ば無意識的な行動です。いちいち不安に駆り立てられることもなく、食事の後は歯磨きをするのが当然である、と。日常のルーチーンに組み込まれたわけです。

今の例はやや極端ですが、これと類似した経験を多くの方が持っているはずです。たとえば新しい環境に馴染むまでの過程です。新しい職場で毎日必ず確認しないといけない作業、新しい町や新居で安全に過ごすためのルール。他には、排便後のお尻の拭き方。体を洗う順番。洗濯機に入れる前のズボンのポケットの中の確認。手洗いや消毒も、2020年のコロナ禍以降に習慣化した方は多くいらっしゃるでしょう。

私の妻は比較的習慣が少ない方ですが、それでも子供ができて以来、なんとなく不安を感じて、ドアのチェーンをかける習慣が付きました。最初は防犯の目的を明確に志向してチェーンをかけていたわけですが、次第に習慣化して、「帰宅後、即チェーンをかける」という一連のルーチーンに組み込まれたのです。毎回いちいち侵入者の可能性を考えて不安になって行動しているわけではなく、もはや「これをするのが自然だ」という習慣になっています。

このような不安解消行動が習慣として定着する背景には、「**条件付け**」と呼ばれる機能が一役買っています。特定の条件下で惹起された不安が特定の行動によって解消される際、「条件付け」という名の学習が行われるのです。その結果、次に同じ条件の下、同じ対象に遭遇したとき、初回ほど集中してあれこれ考えて行動せずとも、半ば無意識的に同じ行動が促されるようになるのです。この作用は、繰り返せば繰り返すほど強まります。次第に、面倒くさい思考がショートカットされ、反射的に特定の行動が促されるようになります。これは「条件反射」とも呼ばれます。

　このように、条件付けの働きにより、不安解消行動の習慣化が行われます。なかなか便利な精神機能と言えます。そのおかげで日常の様々な行動をスマートに遂行でき、多少ぼんやりしていようともスムーズな日常生活を送ることができるわけですから。

　ところが、です。これら便利なはずの精神機能が一転、平穏な生活を脅かす害となって襲いかかってくる場合があるのです。

　そもそも習慣とは、「この行動を取りさえすれば安全だ」と、脳に染み込んだ行動です。ではこの習慣を破ろうとしたらどうなるか。答えは不安の惹起です。習慣は裏を返せば「**行動をしなければ安全ではない**」という考えに転じてしまうのです。

　習慣化によって、いつの間にか順序が入れ替わっています。「不安になると行動する」だったのが、「行動しないと不安になる」へと。いちいち不安に駆り立てられて歯磨きをしなくてよくなった代わりに、歯磨きをやめようとすれば不安を感じるようになる。いちいち泥棒の可

図2　不安をめぐる精神機能：正常心理

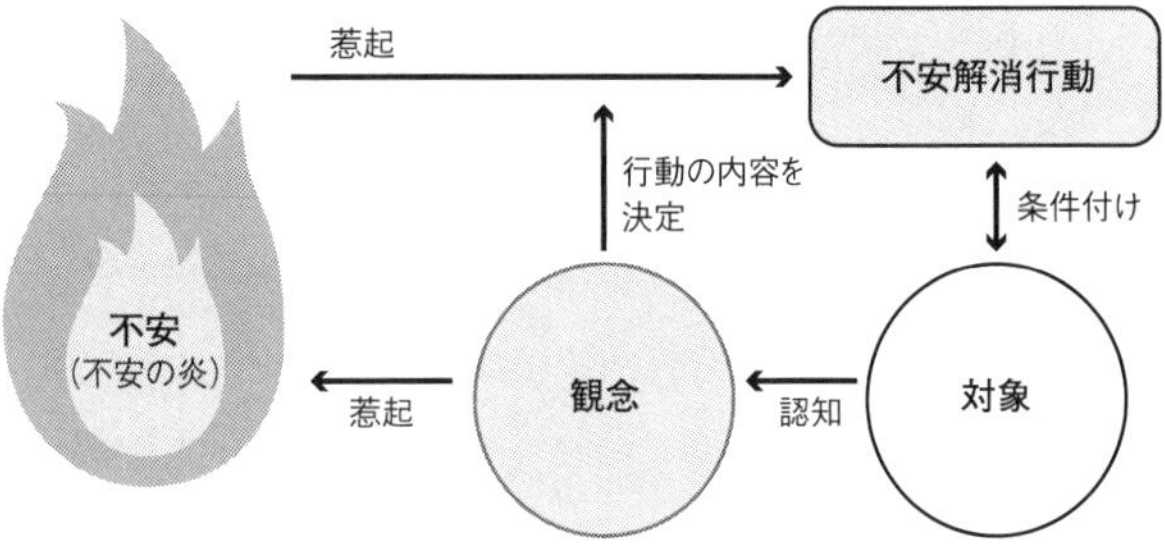

不安が不安解消行動を惹起し、その行動の内容は観念が決定する。不安解消行動を繰り返すことで対象との条件付けが強化され、その行動は習慣化されていく。

能性を思い出してチェーンをかけなくてよくなった代わりに、チェーンをかけ忘れれば不安を感じるようになる。

すなわち、習慣とは一度定着してしまえば、それを破るのが難しくなってしまうのです。もともとの原因となった不安が大きければなおさらです。味方と思っていたはずの習慣に縛られてしまうことになるのです。これは習慣と条件付けの、欠点とも言える性質です。後述するように、この「習慣の欠点」が前面に出てしまうのが、まさしく強迫症という病気なのです。

さて、ここまでで、正常な精神機能について一通りの説明が終わりました。図1をアップデートした図2を示しましょう。次からは、正常から異常へ至る変化、精神病理の本筋に入っていきます。

2　強迫症の発症過程

不安の拡大、新しい観念と行動

あなたは長期的なストレスによって酷く疲れているとしましょう。学校や仕事、家庭など、人によってストレスを受ける背景は様々であるものの、いずれにせよ何らかの原因により、精神的に疲弊することが起こりました。度重なるダメージが回復を上回っており、あなたはとても弱っている状態にあります。

人間はこういった状態にあるとき、通常よりも格段に不安を感じやすくなります。「不安の炎」はとても燃えやすくなっています。些細なことにも敏感になります。平たく言えば、人は弱るとクヨクヨしがちになるということです。このような経験は大なり小なり、誰にでもあるはずです。

無論、個人差はあります。先に述べたとおり、不安への耐性が強い人から弱い人まで様々な方がいます。その背景には、遺伝的因子を含め、強迫症（あるいは他の不安の病気）を発症しやすい素地を持つ方々が存在する事実があります（第六章で詳述します）。とはいえ、それはあくまで程度差とお考えください。ここで重要なのは、誰しもがコンディション次第で不安になりやすくなるという事実です。

この条件下では、非常にガードが緩くなっています。普段ならわずかな不安しか感じずに放置できていたはずの考え（観念）も現実味を帯び、簡単に放ってはおけなくなります。なんだかとても不安を感じてしまう。

そのとき具体的には何が起こり得るのか。先ほどの〈例① 確認〉（泥棒への不安でドアのカギを確認する）をもう一度利用してみましょう。

先の不安の内容（観念）を詳しく説明すれば「ドアにカギをかけ忘れたかもしれず、そのため、2週間の海外旅行の間にドアから泥棒に入られ、机の上にある大金を奪われてしまうかもしれない」でした。私はこの内容なら、60％程度の方は不安解消行動を起こすと見積もりました。

ここで少し条件を変えてみて、海外旅行ではなく、数十分程度のコンビニ外出だったらどうでしょうか。あるいは机に置いているのが大金ではなく、無くしたら少々落ち込んでしまう「思い出の品」であればどうでしょうか。この程度の条件に下げれば、「行動を起こさない」という意見に変わる方は多いでしょう。あなたも元気な状態である限りはそのひとりだと仮定します。

ところが、今回のあなたは非常に弱っており、いつもより格段に不安を感じやすいコンディションにあります。すると、このようにハードルの下がった条件であっても、強い不安を感じてしまう可能性があります。コンビニ外出といえども、お金の心配を無視できず、ついついカギの確認に戻ってしまうかもしれない。子供の頃から大切にしていたアヒルのぬいぐるみが頭をよぎり、施錠を徹底したくなるかもしれない。

それだけではありません。新しい観念も不安を惹起しやすくなります。従来ならたとえ可能性が思い浮かんだとしても、気にも留めていなかったような、バカバカしい考え。それらも現実味を帯びてきます。たとえば「隣の家の人」に「窓」から忍び込まれてお金を奪われるかもしれない、という考えにリアリティが生まれるかもしれません。あるいは盗難とは異なるが似たような安全性にまつわるテーマとして「コンセント」の隙間に埃が積もってしまい、「トラッキング火災」を起こしてしまうかもしれない、という考えを振り払えなくなるかもしれません。

すなわち、ストレスによって〝過剰に〟不安が生じやすくなった結果、これまで相手にする必要のなかった〝不要な〟観念を無視できなくなったわけです。相手にしてこなかったということは、あなたにとって現実的な内容ではなかったという意味でもあります。それが無視できないということは、少しずつ〝現実離れ〟した考えに支配されるとも言えます。

ここで重ねて強調しておきたいのは、不安解消行動を促すのは、「観念」という質的概念ではなく、あくまで「不安」という量的概念であるということです。いくら派手な考え（観念）を思いついたところで、そこに不安がリアリティを加えなければ、それは単なる空想です。前提となるのは、「不安の炎」の量的な勢いなのです。

さて、新しく出現した〝不要な〟観念に対しては、新しい内容の不安解消行動が促されることになります。窓からの泥棒にリアリティを感じれば、「窓のカギを確認する」。火事にリアリティを感じるならば「コンセントを確認する」。少し病的になってきたものの、これだけではまだ強迫症の病態は完成しません。問題は次からです。

不安解消行動の条件付け、認知の歪み

あなたは不安を感じやすくなった結果、〝不要な〟観念に対する新しい不安解消行動——つまり〝過剰な〟行動を生んでしまいました。

ここで思い出していただきたいのが「条件付け」という精神機能です。決まった条件で惹起される不安に対し、決まった行動で対処したとき、その行動は条件付けされます。今回の例では、外出時の「窓」や「コンセント」による盗難や火事の恐れに対し、それらの確認という不安解消行動が学習されました。これを繰り返す結果起こる変化が、不安解消行動の習慣化でした。つまり、毎回家を空ける度に、不安に駆り立てられずとも、「窓」や「コンセント」を確

図3　不安をめぐる精神機能：病的変化

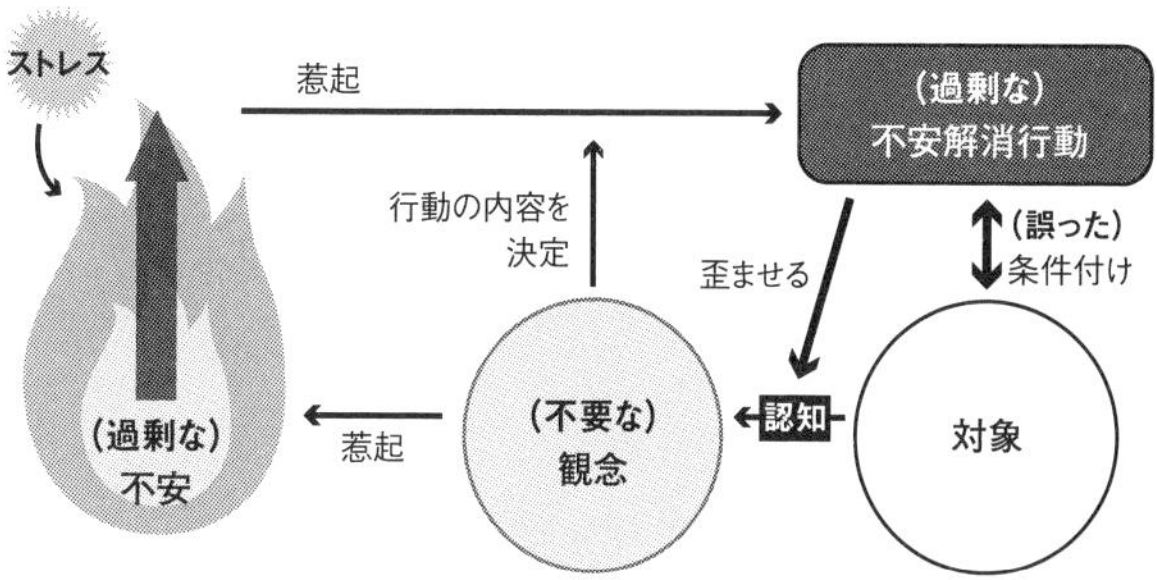

ストレスにより不安を感じやすくなった結果、従来は無視できた〝不要な〟観念からも〝過剰に〟不安が惹起されるようになる。その〝過剰な〟不安を解消するために〝過剰な〟行動を取ることで、対象と行動に〝誤った〟条件付けがなされる。その結果、〝過剰な〟行動が習慣化され、認知は歪み、〝不要な〟観念は強化される。

認することが生活習慣に組み込まれるわけです。

しかしこれは裏を返せば、習慣を破ったときに不安に襲われてしまうことを意味します。「**行動をしなければ安全ではない**」と考えてしまう。先述の「習慣の欠点」です。習慣化されていた「窓」や「コンセント」の確認を怠れば、まず間違いなく盗難や火事に関する不安が生じるでしょう。

ご注目ください。元気だったときのあなたは「窓から泥棒に入られるイメージ」や「コンセントから火災が起こるイメージ」にリアリティを感じていなかったはずなのに、今やそうではありません。いつの間にか「窓」や「コンセント」という対象から惹起される観念が変わっています。言い換えると、それらに関する情報処理――すなわち「認知」に変化が生じています。このことを一般に「**認知の歪み**」と表現します。認知が歪んだことによって、対象から惹起される観念が変わってしまったわけです。弱っていたときに一時的に頭をよぎっただけの観念が、定着し、強化されてしまいました。

ここで図を更新しておきましょう（図3）。

では、このことで一体何が困るようになるのでしょうか。次に進みましょう。

不安それ自体への恐れ、さらなる認知の歪み

要らぬ観念と、要らぬ行動習慣。これらの存在に、あなたは違和感と不満を覚えるはずです。なぜなら、今までの人生で必要なかった考えであり、必要なかった行動なのですから。無駄であり、面倒くさい。無意味でバカバカしいとすら思える。窓の施錠は普段からちゃんとしているはずだ。わざわざ外出時に確認しなくてもよい。コンセントの埃を毎日確認する必要はない。そんなにすぐに埃が積もるはずがない。

それではどうしましょうか。そう、「行動を減らそう」と考えるのが自然です。早速あなたは習慣を破って意図的に行動を減らすことに決めたとしましょう。窓もコンセントも、確認を放棄して家を出ることにします。

しかしながら、いざ実行に移せば、先の理由により、必ず「不安の炎」が燃え上がります

――**「行動をしなければ安全ではない」**からです。強い不安は、ふと頭をよぎった考えにもリアリティを吹き込みます。もしかしたら、たまたま窓の施錠をおろそかにしていたかもしれない。たまたま部屋の隅にあった埃のかたまりが、エアコンの風で舞い上がり、コンセントの隙間に入り込んでいるかもしれない。その可能性は低いかもしれないけれど、完全に否定はできない――あなたの意識の中で、「不安の炎」がじりじりと苦痛をもたらし始めます。

既に述べたとおり、この「炎」は放っておいても自然に消えます。「放置」の原則です。しかし、不安に逆らって放置を成功させるためには、基本的には知識と訓練、そしてある程度のコンディションの良さが必要です。しかもその難しさは不安の強さに比例します。もしあなたがまだストレスを受けている最中であるならば、不安の苦痛に耐え続けるのは非常に困難です。結局、苦痛に耐えかねて、確認のために家に戻ってしまったとしましょう。つまり、行動の減少に失敗してしまいました。

このことで、状況が二つ悪化しました。一つは、**「不安それ自体」への恐れ**が生まれることです。原因は、今回の経験で不安の苦痛の味を覚えてしまったことです。じりじりと脳が焼かれるような苦痛――あんなものは、できる限り味わいたくない。できれば不安になること自体避けたいし、仮に強い不安に襲われても速やかに解消したい。こうなると、たとえバカバカしい行動習慣に思えても、それを徹底して守る動機が生まれます。

もう一つは、**さらなる「認知の歪み」**です。先の新しい観念――わずかな可能性で起こり得るけれども、ほぼ非現実的な考え――に結びついた不安を解消したことで、それらの観念が定着し、さらに認知が歪んでしまったのです。したがって、たとえば「たまたま舞い上がった埃がコンセントに降り積もって火災を起こす可能性があるから、毎回外出前にそれを確認する必要がある」といった〝現実離れ〟した考えが、正当化されてしまうのです。

行動を減らすことに失敗した結果、悪化した状況。これらがさらに強迫症の精神病理を進行させます。

行動の増加、不安の増大

「不安それ自体」への恐れのため、あなたは習慣を破ることに強い抵抗を感じるようになりました。となると、次はどのような病理が生まれるのでしょうか。

それは**「行動の増加」**です。多くの場合、従来の習慣に加えて、「念のため」の新しい行動が追加されてしまうのです。習慣の不徹底を確実に避けるべく、「念には念を」と確認行動を増やしてしまう。何せ、もし失敗したら恐ろしい不安に苛まれるかもしれないのですから、それに比べれば少々念押しする程度なら、大した犠牲に感じないのです。

たとえば確認が1回で済んでいたところを、2回、3回と指差し確認を増やしてしまう。難しい位置にあるもの（たとえばエアコンのコンセント）や、他の種類のもの（たとえばガスコンロの元栓）まで確認の対象に含める。あるいは一度家を出た後でも、ほんの少しでも不安がよぎれば、徹底的に不安を解消するべく、もう一度確認に戻ってしまう。そう、目指すは１００％の安全・安心です。

その結果、新しく増やした不安解消行動がやはり条件付けされ、習慣が増え、**複雑化**していきます。この習慣は場当たり的に付け足された行動の集合体ですから、そのスタイルは全く洗練されていません。さながら増築を繰り返して迷路のようになった建築物です。要する時間も数分から数十分へと、着実に増えていきます。

ご想像は付くと思いますが、複雑な習慣を一切の抜けもなく完遂することは容易ではありません。複雑であればあるほど失敗するリスクが高まる上、〝ちゃんとやった〟という納得感も得づらくなります。たとえば自宅を出た後、「家中のコンセントをちゃんと2回ずつ確認しなければいけないのに、洗濯機のコンセントを忘れたかもしれない」という不安に襲われるかもしれません。となれば、次はさらに行動を追加することになります――「指で触れば確実に埃の存在が分かるはずだから、全部触って確認することにしよう」。この次はこうなります――「もし指に汗が付いていたら、水気を帯びて逆に危ないかもしれない。コンセントを触る前は必ずタオルで指を拭くようにしよう」。こうして、タオルで指を拭いてしっかり準備してから家中のコンセントを触って回る習慣ができてしまいました。次に思いつく行動は、家中のコンセントを引っこ抜く、あるいはスマホで撮影して回る、といったところでしょう。

このように行動を増やすことで、状況がどんどん悪化していることがお分かりになると思います。この背景には非常に良くないことが同時に起こっています。一つは、先ほどの延長として「認知の歪み」がエスカレートしていることです。今の例では、コンセントに関する認知が大きく歪みました。ここに至ってもはやコンセントとは「外出前に乾いた指でなぞらなければ火災の危険性がある対象」です。

もう一つは「**不安の増大**」です。外出前に家中のコンセントを多大なる労力をかけて確認して回らなければ、火事になってしまう。これは言い換えると、それだけの行動エネルギーを要するくらい、不安の勢いが強くなっているということです。つまり「行動の増加」は「不安の増大」に直結します。「不安の炎」の消火に必要な行動の量が、そのまま炎の大きさを反映しているとも言えます。不安と行動の量は、常にパラレルに動くわけです。

以上の過程により、不安と行動の悪循環が形成されました。

強迫観念、強迫行為、エネルギーの消耗

非常に強い不安と、現実離れした観念。それらの組み合わせによって駆り立てられる、複雑

に習慣化した不安解消行動。ここまで病態が進めば、まず確実に強迫症の診断が下ります。

そろそろ、これまで使用してきた正常心理の用語を、強迫症のそれに置き換えましょう。まず、「不安」と「観念」の組み合わせが「**強迫観念**」です。圧倒的な不安を伴った観念に強く迫られる症状であり、この観念を打ち消すための行動が強いられます。しばしば「侵入的」と形容される症状ですが、その本質は不安の強烈さにあります。

この強迫観念が促す不安解消行動が「**強迫行為**」です。このうち、日常に定着し、習慣化した行動を特に「儀式」と呼ぶことがあります。安心と安全のために複雑化した行動ですから、まさに儀式と呼ぶに相応しいと言えます。もっとも、病勢が強い時期には症状の変動も著しいですから、儀式とそうでない強迫行為との区別はしばしば曖昧になります。

強迫観念は強迫行為を呼び、強迫行為は強迫観念を強化します。これは強迫症のセントラルドグマと言ってもよいくらいの大原則です。この背景にはこれまで追ってきた精神病理が働いています。先の内容の繰り返しになりますが、**不安になればなるほど行動が増え、行動が増えるほど不安が増大していく**のです。

これらの内容をまとめた図を提示しましょう（図4）。

この悪循環に加えて見落としてはならないのは、消耗されるエネルギーの問題です。

そもそも強烈な不安とは、それに晒されるだけで精神的に疲弊するものです。そして強迫行

図4　強迫観念と強迫行為

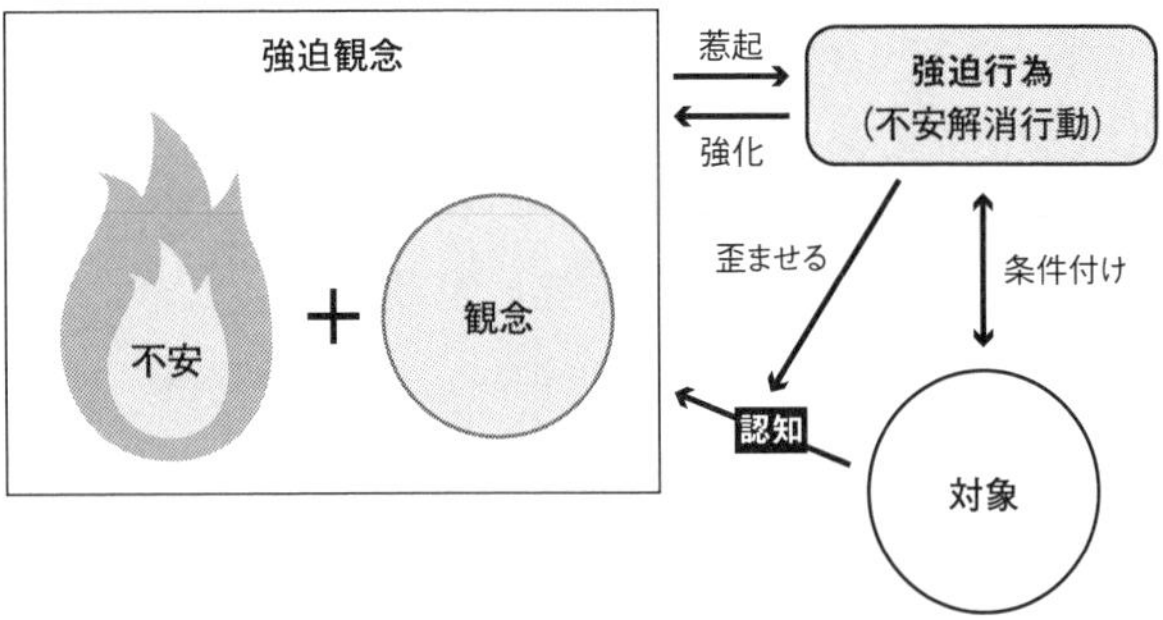

強迫観念は不安と観念の組み合わせで構成され、強迫行為は病的な不安解消行動に相当する。強迫観念は強迫行為を惹起し、強迫行為は条件付けと認知の歪みを介して強迫観念を強化する。

為もまた精神的にも、かつ肉体的にも、非常にエネルギーを消耗します。家中の窓やコンセントや電子機器に対して、毎日の出勤前に30分以上かけて、しかも全力で集中して100%の安全を確認しなければいけないと考えれば、どれだけ疲弊するか想像が付くと思います。

　悪いことに、疲れれば疲れるほど不安を感じやすくなります。つまり不安が疲弊を呼び、疲弊が不安を呼び込む。これもまた一つの悪循環です。

　これらの悪循環の結果、強迫症は坂道を転がるように悪化していきます。不安の勢いもどんどん強くなります。当初はちょっとした不安で済んでいたはずなのに、今や強烈な強さです。その強さは現実離れした観念にもリアリティを与えます。放っておいたらたいへんなことになる、人生が終わってしまう、家族や他人にも多大な危害を及ぼしてしまう。

燃え盛る「不安の炎」は様々な観念と結びつき、新たな色を宿します。これまでは家を空ける前の不安を例に挙げてきましたが、似たような不安のテーマは日常生活の至る所に見出せるのです。道端に落ちているタバコの吸い殻や、駅のホームに設置してある自動販売機のコンセント。自分に関わりのない対象のはずなのに、もしかしたら靴が触れてしまったかもしれない

——「確認しなければ！」

不安解消行動（強迫行為）一つで、条件付けはきっちり施されます。それが積み重なることで、順調に認知が歪んでいき、次第に「ふつうの考え」が何なのか、よく分からなくなっていきます。強迫観念は現実離れする一方です。

こうして雪だるま式に増え続ける強迫観念と強迫行為に追われ、時間とエネルギーは浪費されていくわけです。

ここまでの内容が強迫症の精神病理の基本です。しかし、まだ終わりではありません。重症化に伴い、さらなる厄介な症状がいくつか出現します。

3　重症化に伴って出現する症状

「時間・空間・エネルギー」の損失、回避

強迫症とはＱＯＬ（生活の質）を大幅に下げることで知られています。単純に強迫症状自体が苦痛というのも理由ですが、それだけではありません。強迫の真の恐ろしさは、**「時間・空間・エネルギー」を奪われる**ところにあります。

「時間」と「エネルギー」の損失については先ほど述べたとおりです。先ほどから例に挙げていた《確認系》の症状で、自宅から出るのに数時間かかる場合もありますし、重症の《汚染／洗浄系》では、手洗いに数十分、入浴に数時間かかることは全く珍しくありません。

これ以上に問題なのは「空間」の損失です。**「回避」**という症状により、自由に行動できる空間が狭められるのです。

不安とは一度出現してしまえば、行動によって解消するのか、それとも何もせず我慢するのか、道は二つに一つです。もし不安が強烈なら、いずれにせよ茨の道です。

しかし、不安が出現する前に逃げることは可能です。不安になる条件はほとんど決まっており、本人にはそれが十分に分かっていますから、予《あらかじ》めその条件の場所を避けてしまえば不安に

ならないはずだと考えがちです。これが「回避」です。

　たとえば子供とぶつかって怪我させることが不安ならば、子供が多くいる場所を避ければ不安になりません。登下校の時間帯には小学校の近くを避けましょう。デパートも家族連れが多いので避けましょう。駅も時間帯次第で子供が沢山いますから、避けましょうか。このようにして、行ける場所はどんどん少なくなります。

　しかし「不安の炎」の燃えやすさは変わりません。いえ、むしろ避ければ避けるほど、その対象への恐れは増幅し、余計に不安に結びつきやすくなります。しかもどこに逃げようと、結局は不安の対象を見つけ出してしまいます。子供が絶対に現れない場所など世の中にどれだけあるでしょうか。絶対的な安全を追求すれば、さらに行動範囲は狭くなるのです。

　この現象は強迫観念のタイプにはそれほど依存しませんが、強いて言えば《汚染／洗浄系》で特に目立つ傾向にあります。「汚いもの」を避ければ避けるほど、どんどんその対象が広がるのです。次第に学校や仕事にも行けなくなり、自宅から出られなくなります。さらに自室やベッドからも。このように「引きこもり」となった強迫症の患者は非常に沢山おられます。間違いなく「引きこもり」の一定の割合は強迫症の患者で占められています。

　自室やベッドなど、本人にとって安全な場所にいても、強迫症は良くならず、それどころかますます悪化していく。生活の「空間」を狭めれば狭めるほど、狭くなった行動範囲に「時間」や「エネルギー」を集中させ、必ず不安の種を見つけ出してしまう。こうしてどんどん追い込まれてしまうのが、強迫症の恐ろしいところです。

巻き込み

「巻き込み」は強迫行為の形態の一つです。自分の行動だけでは不安が解消できず、他者（大抵は家族）を巻き込んでしまう行為です。細かな程度まで含めて統計を取ると90％以上の患者に認められる、非常に高頻度の症状です。巻き込みは他の精神疾患では通常認められないため、強迫症と他疾患を区別できる特徴的な症状とも言えます。

「巻き込み」は、その様式によって3タイプに分けられます。一つ目は「**保証の要求**」。不安を解消させるために「大丈夫か？」などと繰り返し他者に確認し、保証を要求するタイプです。二つ目は、自分のルールを他者に強要し従わせる「**行為の強要**」。たとえば子供が帰宅した際に、徹底的な手洗いや服の着替え、入浴などを強制し、綺麗になったと納得できるまで部屋に入ることを禁じたりします。三つ目は、自分の行為を代わりにやらせる「**行為の代行**」。たとえば、外出時や就寝前のカギの確認を、自分のルール通りに家族にやらせたりします。

このようにバリエーションはありますが、目的は一つ。不安の解消です。結局は強迫行為なので、原則は同じです。増えこそすれ、基本的には減らず、必然的にエスカレートします。

「保証の要求」の場合、単純にその要求や確認の量が増えるだけなら分かりやすいのですが、その他にも厄介な悪化のパターンがあります。巻き込む相手の反応の追求です。たとえば〝安心感〟や〝本気度〟〝誠実さ〟といった独自の概念を持ち出し、しかもその要求水準を高めるケースがしばしば認められるのです。

そもそも「巻き込む」相手の考えが本当に正しいのか、あるいはどれだけの確信を持って「大丈夫」と保証してくれているのか、真の意味では知りようがありません。にもかかわらず、それをとことん追求しようとすれば、どのような行動が生まれるのか。たとえば保証を要求する際に語気や口調にまでこだわり始めます――「もっと真剣に答えて！」。あるいは表情にまで、より〝誠実さ〟を求め始めます――「答えるときに眉を動かさないで！」

こうなってくるとたいへんです。当の患者は必死ですから、相手の〝本気度〟が足りないと見えれば何度でも言い直させようとします。もし納得がいかなければ、ときに怒りの感情を相手にぶつけ、暴力的になる場合もあります。家族にとってはバカバカしい内容だとしても、本人にとっては「こうすることが家族の安全のためだ」「だから家族が協力することは当然だ」という頑なな信念や確信を持っている場合も少なくありません。

他にも「行為の強要」や「行為の代行」がエスカレートした結果、家庭内のいわば〝監視者〟と化す場合もあります。たとえば「ドアノブに素手で触っていないかどうか監視する」など、家族の細かい行動にまで目を光らせるようになるのです。

残念ながら、これらも強迫行為の一種ですからキリがありません。やればやるほど不安もこだわりも増大し、患者も家族も疲弊します。その結果、人間関係がこじれることは珍しくありません。最悪の場合、家族の崩壊にまでつながる可能性があります。

このように「巻き込み」とは患者本人にとどまらずに、家族全体を病気に巻き込む、極めて厄介な症状です。その対策には一定の行動ルールが必要になります。そのためにも、本人・家族双方が歩を合わせて病気を理解することが非常に重要になります。この「巻き込み」への対応法も含め、患者と家族への行動指南については第七章で詳しく述べます。

洞察の不良化

強迫症の発症早期においては、その症状の〝不合理性〟を患者自身が自覚することは比較的容易です。つまり自分の強迫的な思考や行動が、無意味かつ過剰である――こんな考えはバカバカしい、こんな行動の繰り返しは本来必要ないはずだ――と、冷静に認識できるわけです。この状態を「**洞察**」が良好であると表現します。

一般に洞察とは、自分の病気の状態を正しく認識する能力を指す言葉です。洞察が良好に保たれている限り、自分の症状がまさしく症状であるという自覚を持つことができます。

ところが強迫症との付き合いが長期化し、また重症化することで、しばしばこの洞察が不良化していきます。あまりに「認知の歪み」に慣れすぎたため、何がふつうで何が症状なのか、よく分からなくなってしまうのです。しかも強迫症状による疲労の蓄積により、頭も回らず冷静さに欠け、余計にふつうか否かの判断が難しくなります。

となれば、現実離れした強迫観念もバカバカしく思えなくなり、常識的な考えの受け入れにも抵抗が生まれます。現実的にあり得ないことでも、この考えは正しい、この行動はしなければいけないことだ、と思い込んでしまう。まるで催眠状態のようです。頭はろくに回っておらず、しばしば冷静さに欠け、不安に振り回されます。すると、ますます強迫行為を止めづらくなり、症状の悪化に拍車がかかります。悪循環です。

悪いことに、洞察の不良化が進行すればするほど、回復が余計に難しくなります。なぜなら病気の認識そのものが難しくなることで、治療を受ける動機が生まれにくくなるからです。他者からの治療の促しが望ましいものの、その受け入れすら難しいこともあります。この観点から考えても、強迫症の治療とは発症後できるだけ早い段階で行うべきなのです。

以上の内容で強迫症の精神病理の大半が説明できました。一連の流れを表にまとめておきましょう。

---

①ストレスにより**不安**が高まり、
不要な**観念**と結びつきやすくなる。

---

②不安を解消するための**行動**が促され、**条件付け**される。

---

③条件付けを繰り返すことで**習慣化**し、**認知**が歪む。

---

④不安それ自体を強く恐れる結果、習慣／儀式が複雑化する。

---

⑤ますます認知が歪み、**不安（強迫観念）**と**行動（強迫行為）**が
増大する**悪循環**に至る。

---

⑥これらのサイクルが続き、**エネルギーが消耗**される。

---

⑦重症化に伴い、**回避**、**巻き込み**、及び**洞察の不良化**が
目立つようになる。

一見複雑な強迫症状も、結局はこれらの精神病理の結果に過ぎず、自ずとその解き方（治し方）が定まってきます。その方法は非常にシンプルである一方、成功させるためには様々な戦略を講じる必要があります。本書ではそれらを「強迫症の治療戦略」と称して、次の章から解説していきます。

第三章　強迫症の治療戦略

たった一つの原則

強迫症とは適切な対処さえできれば、かなり治せる病気だということを、まず申し上げておくべきでしょう。ただし、それは腕の良い治療者に出会えれば何とかなる、といった類のものではありません。他ならぬ患者自身が〝治し方〟を理解することが非常に重要なのです。その治し方とは、的確な認知行動療法（ＣＢＴ）の実践に他ならず、まさに患者自身の選ぶ行動が直接的に治療の成否を決めるのです。その骨子は、突き詰めればたった一つ——不安に従った行動を取ってはならない、これだけです。全くもって単純です。

しかし、この単純な行動を貫くことが実に難しいのです。事実、少なくない患者（とその治療者）が、ＣＢＴを最後まで貫徹することができません。多くが途中で諦め、妥協し、強迫と付き合い続ける道を選んでしまいます。この事実を我々は非常に歯痒く思っています。

諦めた方々にはそれぞれの事情がおありでしょう。その方々に鞭を打って治療を迫るつもりは毛頭ありません。ただ、折に触れて様々な強迫症患者のエピソードを耳にすると、やはり「まだ治療のやりようがあるのではないか？」と思わずにはいられないのです。しかるべき戦略を立てて改めてＣＢＴに臨めば、あるいはうまくいくのではないか、と。

本章ではまさしくこの治療戦略について、多くの患者に役立てていただくべく、明確かつ体系的に示します。これは松永が日々の臨床現場で実際に行っているものです。それを実際に患者の立場で受け止めた私が、治療者の視点をもって転換し、一連のスキームとして明文化しました。

順を追って議論を展開するために、まずは強迫症治療をめぐる本邦の現状をお伝えします。その次に標準的な薬物療法とＣＢＴの概説を行い、最後に具体的なＣＢＴの戦略の解説に入りましょう。

治療ガイドラインの功罪

現実として、強迫症の治療に習熟している精神科医はそれほど多くありません。その原因の一端として、ガイドラインに代表される、エビデンスに基づいた機械的な治療手順――いわゆる治療アルゴリズムの表面的な理解の横行があると考えています。ここではそのガイドラインの功罪を解説した上で、治療についてより望ましい理解の仕方を説明していきます。

まず原則的に、全国的（あるいは全世界的）に一定水準の医療が提供できるよう、多くの疾患について「治療ガイドライン」が存在します。一部の例外を除き、医師はこのガイドラインに基づいて治療を施すのが一般的です。

２０２１年現在、強迫症にもアメリカ精神医学会（ＡＰＡ）が２００７年に発行した治療ガイドラインがあり、今でも世界的に影響力を持っています。日本のものはまだありませんが、著者の松永がリーダーとなって現在作成中で、近く発行される見通しです。

　強迫症においてもこの治療ガイドラインは権威を持った存在であることは確かです。多くの情報媒体――医学書や論文、厚生労働省発行の治療指針など――に書かれている治療法は共通していますが、それらもやはりガイドラインの影響は少なからず受けています。

　強迫症のガイドラインが推奨する治療方法は、分かりやすくアルゴリズム形式で説明されています。まずこの治療の選択肢があり、それがうまくいかなければ次はこのような手段があり……というように。そこには薬剤の選び方や治療期間等、ある程度細かい情報が記載されています。とはいえ、それらは結局のところ、概ね次のように単純化することができます。「薬物療法と認知行動療法（ＣＢＴ）が標準的な治療法であり、それぞれ単独でも効果はあるが、合わせればもっと効果が出る」と。実際、多くの専門家の理解はこのようなものです。

　これは決して間違った理解ではありません。むしろ全くもって正しいと言えます。しかし、です。実際のところ、これを表面的に理解するだけでは、適切な治療を施すことはできません。なぜなら、このようなアルゴリズム的記載を文字通りに受け取るだけでは、「薬物療法とＣＢＴの役目は全く異なるものだ」という事実が見えないからです。

　第二章で解説した精神病理を振り返りましょう。強迫症の悪循環をごく簡易的に表すと「不安→行動→（条件付け）→認知変容→不安増大→行動増加→（条件付け）→認知変容→……」となります。

このうち、薬物療法の効果の対象は、実はほぼ「不安」に限定されます。強迫症の標準的な治療薬（後述）の作用部位には、不安の中枢である扁桃体が最もよく知られ、作用機序も明確であるためです。これにより不安の〝量〟が抑えられるため、その点では非常に有効と言えます。

一方で、その〝量的〟な不安に結びついた〝質的〟な（異常な）観念を消去する作用や、認知の歪みを正す作用、あるいは誤った条件付けを断ち切る作用までは、薬物に期待することはできません。脳に作用する化学物質である薬物が、不安といった量的な側面の強い精神機能に作用するのはともかくとして、変容した認知といった質的な側面が強い精神機能を元に戻すことは原理的に考えにくいのです。

そもそも認知が変容すること自体は正常精神でもあり得ることです。「血液」を危険と思おうが思うまいが、そのような認知が正常か異常かを判断するのは、あくまで恣意的な問題です。誰もが持つ〝癖〟だって立派な行動習慣の一つです。「無くて七癖」と言いますが、それらは人によって全く異なります。発病後にこういった認知や習慣（癖）が変容して定着してしまえば、それらは不安の量を減らすだけでは変わりません。それがいくら常識からかけ離れた、非

図5　薬物療法とCBTの異なる役割

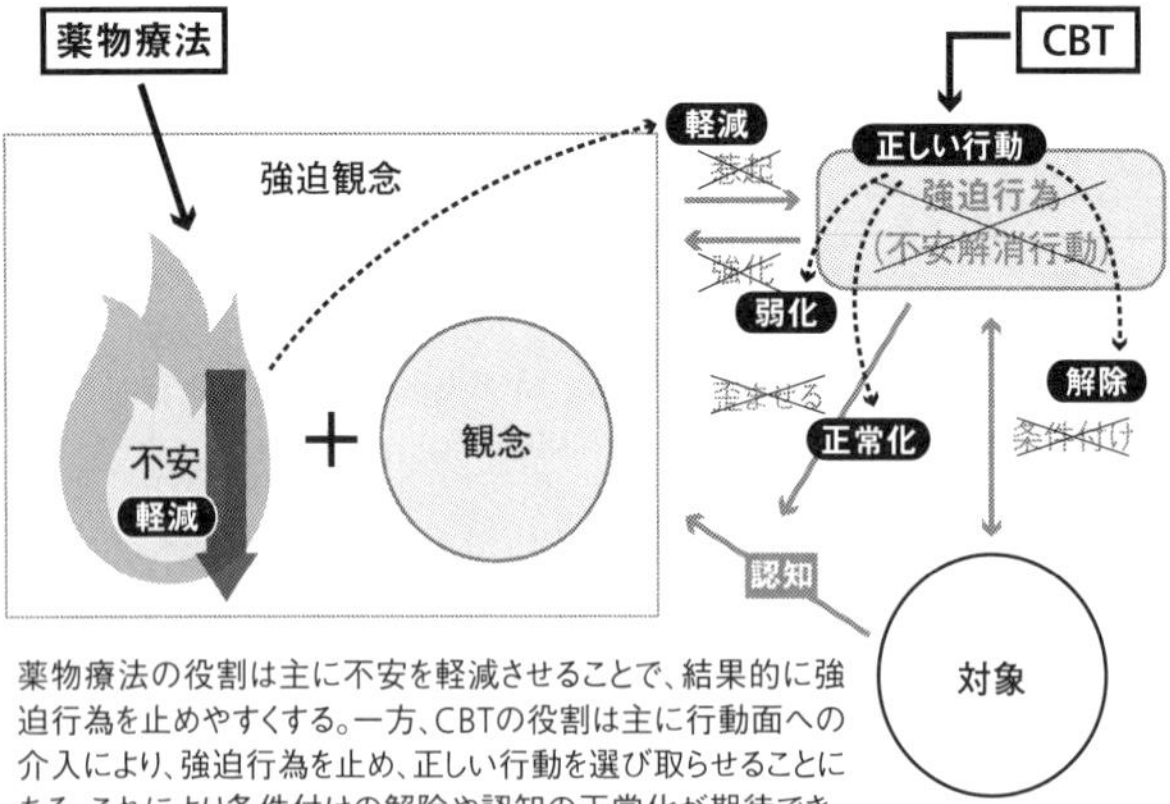

薬物療法の役割は主に不安を軽減させることで、結果的に強迫行為を止めやすくする。一方、CBTの役割は主に行動面への介入により、強迫行為を止め、正しい行動を選び取らせることにある。これにより条件付けの解除や認知の正常化が期待でき、結果的に強迫観念を弱めることができる。

現実的な内容であってもです。こういった質の異常を量の手段だけでふつうに戻すことを期待するのは無理があるのです。

それでは、こういった質の異常を正す方法とは何か。それこそが認知行動療法（ＣＢＴ）です。簡単に言えば、〝不安に耐えつつ強迫行為を我慢し、正しい行動を選ぶ〟治療法です。これにより、条件付けの解除や認知の正常化、そして強迫行為をふつうの行動習慣に戻すことが期待できます。

強迫症の精神病理に対して、薬物とＣＢＴが作用するポイントを図示しましょう（図５）。

こと強迫症という病気に関しては、薬物療法よりもＣＢＴの方がより本質的な治療法だと言えます。薬により「不安」を軽減させたところで、「認知」や「行動」を正常に戻せなければ、それは根本的な治療につながらないからです。つまり、薬物療法はＣＢＴを円滑に遂行させるためのサポートだと言えます。このことはガイドラインや一般的な教科書を表面的に眺めるだけではなかなか見えてこないものの、強迫症を適切に治療するためには理解すべき重要なポイントです。

このように説明すると、他の治療者から反論が出るかもしれません。薬だけでも多くの患者を治せるはずだ、と。確かに、軽症例では薬物療法だけでうまくいくケースが少なからずあるのは事実です。しかしその理由は、結局は患者が無意識のうちに、ＣＢＴの指針と同じ行動が取れているからです。だから結果的に〝質〟も正常化する。私はこれを「戦略なきＣＢＴ」と呼んでいます。実はこの場合、薬物を止めた後の再発のリスクが高いという事実があります。なぜならＣＢＴの方法論を患者が獲得していないと、いずれ必ず襲ってくる不安の高まりに対して、正しい行動を選べない可能性が高いからです。ゆえに再び強迫のサイクルが回り始め、再発に至るのです。

これから本章で展開する治療戦略も、一般に言われる「薬物療法＋ＣＢＴ」という標準的な治療法であることに違いはありません。ただし今述べたように、薬物療法には薬物療法の役割が、ＣＢＴにはＣＢＴの役割があります。そしてそのＣＢＴを適切に実施するためには、病態の構造を把握せねばなりません。そのためには第二章で解説した精神病理が大いに役に立つのです。

薬物療法の理念

現在の治療薬としては抗うつ薬、中でもＳＳＲＩ（Selective Serotonin Reuptake Inhibitor＝選択的セロトニン再取り込み阻害薬）と呼ばれる一群の薬物が標準的に使用されます。「うつ病」でもないのに「抗うつ薬」を使用することに疑問を感じられる方がおられるかもしれませんが、実際のところ、抗うつ薬は〝抗うつ作用〟の他にも〝抗不安作用〟を特性として持ち合わせています。ちなみに、不安を主症状とした「パニック症」や「社交不安症」などの不安症に対してもＳＳＲＩは第一選択の薬剤とされています。

ＳＳＲＩだけでは効果が乏しい場合、増強療法と呼ばれる手法がしばしば用いられます。たとえば他の種類の抗うつ薬を加えたり、抗精神病薬という別カテゴリーの薬物（ただし保険適用外）を加えたりします。第五章でも詳述しますが、この抗精神病薬の付加は《ピッタリ系》への治療に特に有効であることが分かっています。

先の繰り返しになりますが、薬物療法とは主に「不安」を和らげるための手段であり、根本的な治療を目指すためのサポートの役割だと捉えなければいけません。極端な話、ＣＢＴを適切に実践できるのならば、薬物は不要なのです。とはいえ、矛盾に聞こえるかもしれませんが、薬物の必要性はやはり高いのです。なぜでしょうか。

そもそもCBTとは築き上げられた強迫の構造を崩す治療法です（詳しくは後述します）。この構造は、自分の安全のため、もしくは不安の緩和のために作られています。ゆえにこれを崩すためには、強い不安に面と向かって耐え続けることが要求されます。そしてその不安には強烈な苦痛が伴うことは、繰り返しお伝えしてきたとおりです。したがって、尋常ではない強さの不安は、ときに信じ難いほどCBTのハードルを高くしてしまうのです。

そのハードルとはいかほどの高さなのか。患者の気持ちを想像してもらうために、次のような風景を思い浮かべてみてください。

あなたは10階建てのビルの屋上の端に立っており、目の前には柵があります。ここで天から治療者の声が聞こえてきます。

「ここがビルの屋上に見えるかもしれない。実は、それはあなたにだけ見えている幻覚で、柵の向こうは空ではなく、地面が広がっている。覚悟を決めて柵を乗り越えれば病気は良くなる。私を信じて足を踏み出して欲しい」

そうは言われたものの、やはりあなたには地面がはるか下に見えており、落下は人生の終了を意味します。

強迫症の患者が不安を乗り越えようとするときの心情はこれと似たようなものです。いや、場合によってはこれでもまだ生ぬるいレベルです。この比喩なら、柵を乗り越えてしまえば下が空なのか地面なのか、瞬時に答えが分かります。しかし実際のＣＢＴでは、この柵を乗り越えようとした瞬間スローモーションになり、場合によっては数時間以上、不安に耐え続ける必要があります。しかも乗り越えの最中はいつでも思い直して屋上に戻れるのです。つまり、覚悟を決め続けなければいけません。

薬物を使用して不安の量を下げることは、このビルの階層を下げることと同じ意義を持ちます。ビルの２階程度の高さならば、何とか柵を乗り越える気にもなれるというものです。

薬物という装備無しでこれを乗り越え続ける精神的強者の存在は否定しません。ただ、それを気合いの入った勇ましい人間と表現するかというと、私は少し違うと思います。むしろ、大事なものを諦めることができる、ヤケクソじみた覚悟を決めた人間と表現した方が近いです。それを求めることには無理がありますし、そもそもそんな覚悟を簡単に決められれば強迫症にはなっていません。やはり多くの患者にとっては困難です。

以上の理由で、サポートといえども薬物療法はやはり重要なのです。「薬に頼るのは甘えである」という考えの持ち主は一定数いると思いますが、それは不安の苦痛をイメージできていないだけ、あるいは薬物が発揮する効果の大きさを知らないだけでしょう。

なお、ここでは副作用の問題にはあまり触れませんが、結局はメリットとデメリットを天秤にかけるほかありません。薬の種類によって、確かに高頻度の軽い副作用や、低頻度の重めの副作用はあり得ます。ただ、強迫症から決別するための土台を作れるメリットは、決して軽く見積もるべきではありません。病気を治さないことで今後の人生にもたらされる苦痛を鑑みれば、あまり躊躇はしない方が良いだろうと考えます。

また、薬物から卒業できるのか、という疑問を持たれるかもしれません。その答えは、これから述べるＣＢＴの実践と成果次第です。うまくＣＢＴを成功させて、強迫を一度は寛解まで持っていく。さらにＣＢＴを通じて理想的なメタ認知（後述）を獲得できていれば、薬物を使わずとも、強迫症再燃の芽は封じ込めることが可能になります。

認知行動療法（CBT）とは何か

最初に言葉の説明をしておくべきでしょう。

認知行動療法はＣＢＴ（Cognitive Behavioral Therapy）と略します。その名のとおり、「認知」と「行動」に対して働きかけを行う療法のことで、強迫症以外にもうつ病やアルコール依存症、不安症など、様々な精神疾患に対して用いられる手法です。ただしその具体的な運用の方法は各々で異なります。あくまで抽象的な概念や理念が共通しているだけで、それぞれの疾患に見合うやり方があります。ですから、たとえば強迫症のＣＢＴの名手は、必ずしもうつ病のＣＢＴの名手にはなりません。

「認知」と「行動」への働きかけと述べましたが、実際のところ強迫症のＣＢＴでは「認知」よりも圧倒的に「行動」に重きを置いています。認知を直接変化させることはかなり難しいためです。よって認知面については補助的なアプローチを取り、基本的には「行動」に対して働きかけることになります。この理由から、認知行動療法から認知を取り払って、行動療法と呼ぶことも多いです。

　ＣＢＴという治療カテゴリーの中にはいくつかの技法が存在します。そのうち、強迫症に関しては特に暴露反応妨害法（Exposure and Response Prevention：ＥＲＰ）と呼ばれる技法が中心になります。その名のとおり、不安に「暴露」し、その際に起こる「反応」を「妨害」する技法です。つまり「不安解消行動を起こすな」ということです。

　まとめると、ＣＢＴは精神疾患全般に対して用いる治療の手法、行動療法は特に行動面に焦点を当てた呼び方、ＥＲＰは特に強迫症に対して中心的に用いられるＣＢＴの技法の一つです。専門家は微妙なニュアンスに応じて半ば無意識的にこれらを使い分けていますが、そこまで厳密ではありません。

患者がＣＢＴを受けるためには

強迫症のＣＢＴに関する解説は、探そうと思えば容易《たやす》く見つけることができます。ネットに情報は溢れていますし、厚生労働省のウェブサイトにもマニュアルが載っています。専門書も多数出版されています。その一方で、現実的に「ＣＢＴを使いこなせる」と謳っている精神科医の数は、実はそれほど多くありません。多く見積もっても全体の30%程度と思います。もっと少ないかもしれません。

その理由はいくつか考えられますが、おそらく一番の理由は時間の問題です。

２０２１年現在、ＣＢＴで医療保険を適用するためには「厚生労働省の治療マニュアルに沿った上で、１回30分以上、全16回以内」とルールが決まっています。一方で、大抵の精神科外来では患者数の事情があり、１人にかけられる時間は平均10分以内です（無論、施設にもよります）。もっとデリケートなことを言えば、30分かけてもあまりお金になりません。30分で３人診る方が効率は良いのです。ゆえに、専門的な施設以外ではハードルが高くなり、結果的に薬物療法のみの治療が中心になります。

ここで踏み込んだことを述べるのにはいささか抵抗を感じるものの、やはり言わねばならないことがあります。それは現状、薬物療法だけを施され、結果的に治療が行き詰まっている患者が、世の中に一定数おられることです。ですが何度も強調しているとおり、強迫症の患者に必要とされるのはＣＢＴです。これは医療保険が適用される30分間のＣＢＴが必要と言っているわけではありません。それより短い時間であっても、ＣＢＴの理念が抽出された診察と治療が行われていれば、それで構わないのです。あるいは施設によっては、専門の心理職（臨床心理士や公認心理師）が保険適用外でＣＢＴを行っています。ゆえに、患者にとって望ましい選択は二つ。一つは専門施設を紹介してもらうことです。ただし、その数は限られています。もう一つはＣＢＴに準じた治療を施せる施設を紹介してもらうことです。決してドクターショッピングを勧めるものではありませんが、現状、残念ながら日本は強迫症治療に恵まれた環境と言い難いのも事実です。

強迫症のCBTとは

少々前置きが長くなりましたが、実際に強迫症のＣＢＴでは何をすることになるのか、具体的な説明に入りましょう。

一般にＣＢＴは単純なモデルを下地にしています。それは認知と行動は常に相互作用している――つまり認知を変えれば行動が変わり、行動を変えれば認知が変わる――という法則を想定したモデルです。ゆえに「認知」と「行動」に適切に介入すれば、精神的に良いサイクルを回していけるだろう、という発想の下に治療を展開していくわけです。

先に述べたように、強迫症のＣＢＴでは主に行動面に介入します（先の図5もご参照ください）。認知面に主に介入する「認知療法」というものも確かに存在しますが、それだけで治療を行うには無理があります。少なくとも治療初期には、強迫症の歪んだ「認知」に直接的に働きかけることは非常に困難です。加えて言えば、強迫症のタイプの一つである《ピッタリ系》はその性質上、認知の歪みが前面に出ず、少なくとも分かりやすい形では現れません。ゆえにその場合は、そもそも認知に介入すること自体が不可能です。基本的には行動介入が主であり、認知への介入はその補助と考えるわけです。

行動への介入というのは、すなわち強迫行為を止めるということです。安全を確認したくても、確認しない。手を洗いたくても、手を洗わない。無論、これを止めれば、その性質上、必ず強い不安が襲ってきます。病状によっては不安に従って行動しなければ人生がおしまいになると錯覚するくらいの強さの不安に襲われます。普段であれば不安に負けて強迫行為を実行してしまうところですが、そこで歯を食いしばって我慢します。大火事で人が大勢死ぬイメージが湧こうと火元の確認をしない。死の感染の不安に襲われようと手洗いをしない。どんなに落ち着かなくても、どんなに気持ち悪くても、いつもの儀式を行わない。こうして不安や嫌悪の対象に「暴露」し、強迫行為の「反応妨害」を行います。

しばらくの時間――不安の強さにもよりますが、大体数十分から数時間程度は、不安に晒されます。図6を参照してください。短い時間で不安がピークに達した後、徐々に弱まりつつも、

図6　時間経過による不安の強さの変化
——強迫行為をせずとも不安は自然に消える——

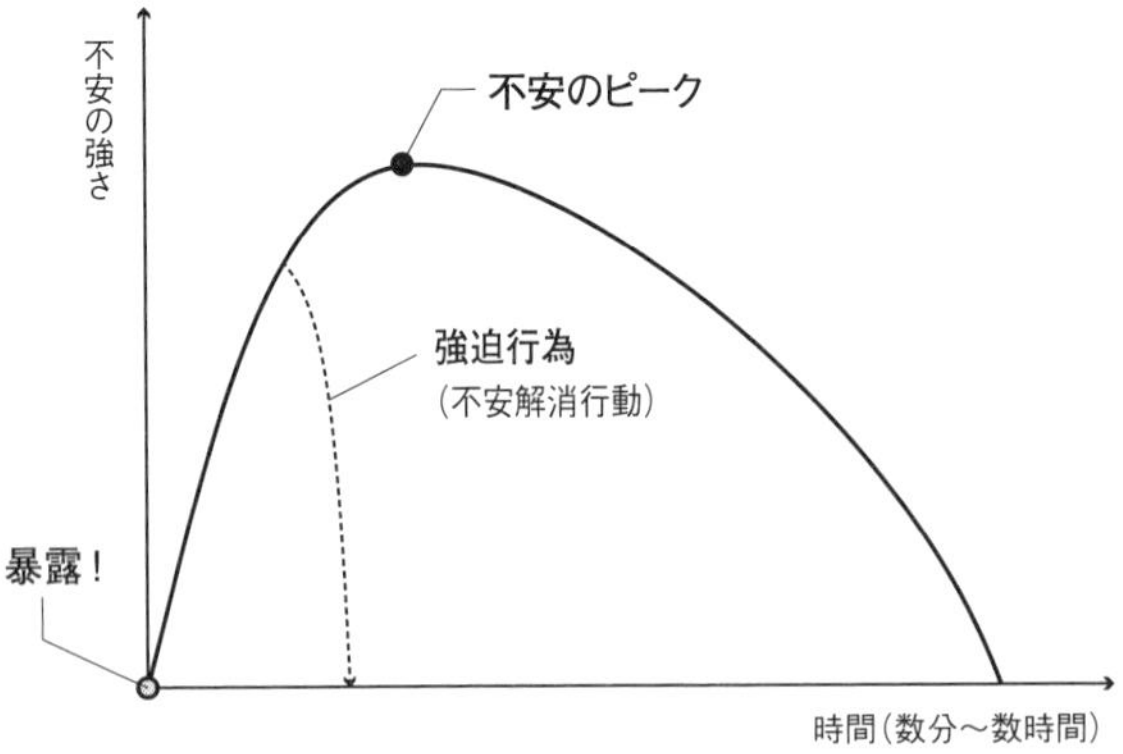

それなりの強さの不安が続きます。患者にとって、この時間は非常につらいものです。いつでも強迫行為に逃げれば不安が解消されて楽になるのに、それをしてはならないという。はっきり言って苦行です。

しかしその不安は時間の経過と共に必ず下がっていき、次第に気にならなくなります。このことは第二章でも不安の「放置」として解説しましたが、非常に重要な情報です。なぜなら患者にとって、不安が強ければ強いほどその内容にリアリティが感じられているからです。たとえば、今すぐ火元を確認しに行けば安全なのに、それをしないせいで、大勢の人が死んでしまう。時間が経てば経つほど、その危険性が高まってしまう。葛藤し続け、悶え苦しみ、じりじりと脳味噌が焼かれるような苦痛を味わいます。しかしそれは数時間以

図7　CBTによる不安の強さの変化
――〝勝ちを拾う〟ことで不安のピークが低下する――

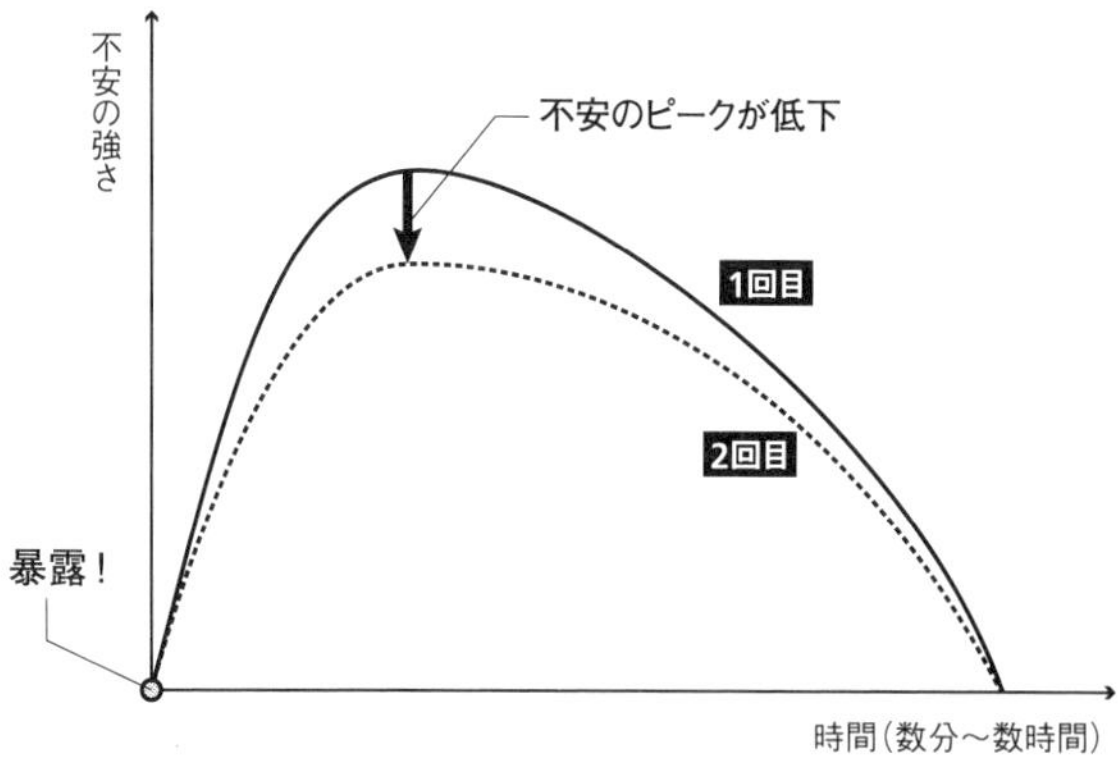

内に必ず終わりが訪れ、ただの錯覚だったことに気付きます。その未来を予め知っていれば、この不安はただの錯覚であることが信じられ、我慢して耐える力も湧くものです。

　こうして不安が自然に消えたところで、1回の暴露反応妨害が終了します。このことを我々は、〝勝ちを拾う〟と表現しています。実際、強迫のCBTとは1回1回が戦いのようなものです。逆に不安に従った行動を取ってしまった場合は、〝強迫に負ける〟と表現しています。

　では〝勝ちを拾う〟と何が起こるか。次に同じ不安の対象に暴露したとき、実に不安の強さが下がるのです。つまり強迫観念が軽減されます。このイメージを図7に示します。

　このようにして病気の勢いを止められ、健康に向かって確実に一歩前進することができます。基本的に、強迫症のＣＢＴはこれだけで、後はこの繰り返しです。

なぜCBTで強迫を改善できるのか

では、なぜこの一連の暴露反応妨害によって不安が軽減され、病気の改善につながるのでしょうか。その根拠として、まず二つのメカニズムが想定されます。

一つは、〝誤った条件付けの解除〟、もしくは〝正しい条件付けへの更新〟の結果です。ある不安の対象に対し、不安解消行動で応じるとき、それらの条件付けが強化されることを思い出してください。逆に、この対象に不安解消行動で応じないとき、その条件付けは弱化されることになります。暴露反応妨害はこの法則を利用しているのです。つまり、ある対象から湧き上がる強迫観念に対し、強迫行為を行わないことで、これらの関係性を取り持っていた条件付けを解除するのです。あるいは複雑な儀式を単純な行動に置き換えることで、後者に条件付けを更新させるという手法も成立します。私は個人的にこれらのことを、気合いを込めて「条件付けをぶった斬る」と表現しています。

もう一つは成功体験です。一度は不安に耐えられたことは、次なる戦いに向けての自信につながります。次に同じ対象に暴露するとき、「この前は強迫行為をしなくても恐れることは起こらなかったし、不安も自然に消えていった」という勝利の記憶は、目の前の不安のリアリティを削ぎ取ってくれます。このことで強迫観念の不合理性を強く認識でき、強迫行為によって応じない動機が強まります。

　前者は無意識下で起こり、後者は意識の上で起こります。どちらかというと前者が直接的に病理を改善させ、後者はそのサポートの役割です。その結果、「認知」の修正と「不安」の軽減がもたらされます。

　そもそも認知が歪む原因には、誤った行動による条件付けが関わっていました。その条件付けさえ解除できれば、認知は正常化し、不合理な強迫観念も離れていく道理です。

　例を挙げましょう。たとえば「１００回手もみ洗いをしないと汚れが落ちない」といった認知の歪みを考えてください。このとき、手の不潔に対して「１００回の手もみ洗い」という行動が条件付けされています。仮にこれを「10回の手もみ洗い」という行動に条件付けを更新させれば、「10回の手もみ洗いで汚れが落ちる」という認知に修正されます。さらに手の不潔については「10回の手もみ洗い程度で済む汚れ」へと観念も変わります。となれば、その汚れに対する不安のレベルも下がっていきます。繰り返しますが、不安の量は強迫行為の量と常にパラレルに動きます。

　このように「行動を止める」という作業一つで、強迫の悪循環から好循環に流れを変えることができます。これがまさにＣＢＴです。繰り返すうちに、強迫観念から正しい観念へ、強迫行為から正しい習慣へと変化していきます。当初は強烈だった不安も少しずつ軽減されていきます。それはまるで催眠状態から解放されるかのようです。結局、強迫症にとって行動（強迫行為）はガソリンです。ＣＢＴとは、その供給を止めることに他なりません。

実にＣＢＴとは単純です。行動を止めるだけなのですから。しかしながら、これが容易にできれば苦労はしません。単純とはいえ、実際にやり遂げようと思うと非常に難しいのです。現に、少なくない患者がＣＢＴに挫折し、治療を諦めている事実があります。しつこく強調しているように、不安とはそう簡単に耐えられるものではありません。先述のとおり、薬物を使って不安は緩和できます。しかしそれには限界があり、どうしても一定以上の不安は残ります。したがって、強い不安に対抗し、ＣＢＴを最後まで遂行するための戦略が必要となるのです。

CBTを完遂させるための戦略

ここまで示してきたとおり、強迫症の治療の成否は、いかに的確にＣＢＴで〝勝ちを拾い〟続けられるかどうかにかかっています。この戦いは決して根性論ではうまくいきません。

確かに、多少の覚悟や気合いが必要な局面はあります。ときには清水の舞台から飛び降りる勢いも必要でしょう。しかし、それらに頼る以前に必要なものがあります。それはロジックです。

強迫症とは一定の法則に従って悪化もするし、改善もします。つまりやってはいけないこと、と、やるべきことが、予めほとんど決まっているのです。CBTとは、いかに前者を避け、後者をやり遂げるかの戦いです。ゆえにそのための方法論もまた、ロジカルに構築することができるのです。

本章ではCBTを勝ち切るための、8つのSTEPに分けた戦略を解説します。さらにその中に三つの重要な鉄則――『時間・空間・エネルギーを与えるな』『逃げない・繰り返さない・巻き込まない＋ググらない』『2回ルール』――を記しました。これらの鉄則は、対強迫のための行動の規範を短く圧縮したものです。

鉄則は口に出しやすいショートフレーズであることに意味があります。なぜなら、強迫の患者は、ときに圧倒的な不安に支配され、まるで催眠状態のように現実感があやふやになるからです。頭の中が不安だらけで、どの行動が正解なのか分からない。そういうときこそ、咄嗟に取り出せるような鉄則が有効なのです。

注意点として、以下の戦略は〝重症かつ外来治療が可能なレベル〟を想定して記述しています。ただし中等症以下の場合も原則的にはほぼ同じ戦略を適用できるはずです。また入院治療については第五章で別個に解説します。

ＳＴＥＰ１　エネルギーを回復せよ

重症の状態にある強迫症患者は、いわば「不安の業火」を抱えています。その強烈な不安ゆえ、周りのものが次々と強迫観念の対象に取り込まれ、その結果非常に身動きが取りづらくなっています。家族や友人に付き添われてかろうじて精神科の外来に来ることができるものの、ひとりで簡単に外出できる状態にはありません。強迫症状で疲弊しており、頭も回っていません。

このような状態では、ＣＢＴはまだ導入できません。不安に立ち向かうためのエネルギーが足りていないからです。疲労のあまり冷静さも失われており、容易に不安に振り回された行動を取ってしまいます。

第二章ではこの状態を「洞察の不良化」と説明しました。洞察とは一般に〝自身の病気の状態を正しく認識する能力〟のことです。それが不良化すると、何が常識的な（正しい）考えで、何が強迫に支配された（誤った）考えなのか、冷静な判断が難しくなってしまうのです。

この状態でまず行うべきは薬物療法です。速やかに不安を軽減させ、楽に過ごしやすくすることが肝要です。既に述べたように、多くの場合はＳＳＲＩという種類の薬物を使用します。

その上で、休息が必要です。脳を休めることで、少しでも冷静さを取り戻します。これにより、不良化した洞察の改善が期待できます。そうして、じきに訪れるＣＢＴの戦いへの準備を進めます。これから先、短くても数カ月は集中的なＣＢＴを要することになりますから。

今想定している重症度であれば、基本的に会社や学校は休んでもらいます。もし通勤や通学ができていたとしても、それによって疲労が加速している可能性が高いからです。疲労によって不安が悪化し、ますます疲弊するという悪循環は断ち切っておかねばなりません。

場合によっては入院も検討されますが、今は外来治療が可能なレベルを想定しています。よって自宅で休息してもらいます。しっかり睡眠を取り、とにかくエネルギーの回復に専念します。中途半端はいけません。自宅で下手に活動すれば、その中に必ず不安の種を見つけ出してしまうからです。

また、休息は長すぎてもいけません。家に引きこもりすぎると、かえって症状が悪化しがちだからです（理由はＳＴＥＰ２で説明します）。よって、期間としては大体1カ月以内を目安にします。

このように休息をし、しっかり睡眠を取ることで、脳のレベルでの変化が期待できます。具体的には「背外側《はいがいそく》前頭前皮質」と呼ばれる領域――いわば不安と戦う中枢の機能の回復です。これにより、洞察を回復させ、不安に対する抵抗力や歪んだ認知の修正力を高められるのです。

なお、もし中等症以下の場合で、仕事や学校にそれほど支障を感じないで過ごせているのなら、なるべくそれらを休まず続けた方が有効に働くことが多いです。その詳しい理由は後述しますが、要するに対強迫としては基本的に〝日々の充実〟が有効だからです。ヒマは強迫と非常に相性が悪く、無為な時間や空間を放っておくと強迫症状がそこに入り込んでしまうのです。よって、ほどよく疲労と回復のバランスが取れている限り、当座は仕事や学校は続けるべきでしょう。この場合、まず頭に入れておくべきはこれ以上強迫行為を増やさないことです。それさえ守れていれば、原則的に症状の悪化はありません。ただし、疲労が回復を上回って症状が悪化していく場合は、先の重症パターンを想定し、休息を優先することを考慮すべきです。

STEP2　空間を広げよ

ＳＴＥＰ1により、一定期間自宅で休息ができました。これにより、ある程度のエネルギーが患者に戻ってきました。

さて、ここで注意すべきことがあります。引きこもりすぎると、かえって自宅の中で強迫観念が増えてしまうのです。ここで一つ目の鉄則です。

鉄則一『時間・空間・エネルギーを与えるな』

第二章でも解説したとおり、強迫症は重症化すると、「時間・空間・エネルギー」を患者の生活の中から奪っていきます。強く燃えた「不安の炎」は、周囲の対象に容易に結びつき、新しい強迫観念として姿を現します。時間や空間のスペースに、強迫が入り込むのです。よって、そのような無為な空白を作らないよう、注意をしなければいけません。そのためには、空白を強迫以外で満たしてやる必要があります。つまり、ヒマを作るな、有意義な活動をせよ、ということです。

この意味で自宅に引きこもりすぎると、強迫と思う存分付き合える自由な時間や空間――私はこれを「強迫のボーナスタイム」と呼んでいます――が生じるため、再び強迫に支配されてしまいます。せっかく休息によって取り戻したエネルギーも、強迫以外に発散する場所を与えなければ、結局はまた強迫に奪われてしまいます。これが極端な形になると「睡眠時間以外全部強迫」の日々に陥ってしまいます。

筆者（松永）は強迫症を患者に説明する際、ときに「大魔王」と呼んで擬人化することがあります。実際そのとおり、強迫はまるで生き物のようです。「時間・空間・エネルギー」を与えるほど育ち、着実に症状は悪化していきます。ゆえに、それらの〝エサ〟は絶対に与えてはならないのです。

したがって、短期間の休息の後は、機を見計らって自宅の外に出ることが重要になります。このことを我々は「空間を広げる」と呼んでいます。また、外出と同時にＣＢＴを緩やかに開始し、少しの不安を我慢する練習をしていきます。

まずは散歩です。最初は10分や20分でもよいでしょう。コツは、その時間を毎日少しずつ長くしていくことです。同時に行動範囲を広げることを意識します。この時点では、いくら薬物で不安を和らげ、いくら休息でエネルギーを回復できていても、まだまだ不安の対象は多いはずです。《確認系》であれば事故や火災の不安だらけ、《汚染／洗浄系》であれば汚いものだらけだと思います。しかし、多少取り戻した洞察により、以前より冷静に景色を見ることができるでしょう。

帰宅するときにはきっと神経はすり減り、クタクタになっています。ものすごく眠くなるかもしれません。3時間くらい昼寝してしまうかもしれません。結構です。恐るべき不安の対象に「暴露」してきたのですから。この時点で既に治療的です。上手に「反応妨害」することまではまだ期待していません。

このような短い散歩でさえ、毎日となると、おそらく多くの患者は苦行に感じます。なんだかんだ理由を探して、「今日は仕方ないからやめておこう」と言い訳しがちです。実際、重症の強迫では嫌になるくらい不安が強烈なのは確かです。

ここで散歩を続けるコツを一つ述べましょう。「ご褒美」を作ることです。自宅という閉鎖環境から抜け出した、その解放の喜びを、意識的に享受するのです。ウィンドウショッピングでもランチでも構いませんし、その活動自体も「暴露」になります。

このご褒美作戦は「オペラント条件付け」と呼ばれる仕組みを少しばかり睨んでいます。これは報酬によって自発的な行動が強化される精神のメカニズムのことで、分かりやすく言えば「飴と鞭」です。育児中の「しつけ」でも図らずとも利用されますし、イルカが芸を覚えるときもそうです（飼育員に魚をもらっています）。

ＣＢＴとは人生のために重要な治療であることは言うまでもありませんが、それはあくまで長期的な視点での話です。一つ一つのＣＢＴは、実際には数分から数時間の間に行われるため、患者は超短期的な視点に立たされます。そのため、目の前の不安に屈服することが一見合理的に思えても不思議ではありません。今すぐ良いことがあるように思えないのですから、ある意味では当然です。ゆえにその心理を見越して、予め自分でご褒美を用意しておくわけです。というか、ご褒美でもなければ、ふつうは頑張り続けられません。

なお、このご褒美は家族が用意するのも一つの方法です。患者が子供の場合であればなおさらです（この点は第五章でも「トークン・エコノミー法」として触れます）。

ＳＴＥＰ１で休息し、ＳＴＥＰ２で外に出ました。外出に慣れたところで、そろそろ本格的にＣＢＴの開始です。次のＳＴＥＰ３～５は同時に進めていきます。

STEP3 勝てる戦いを選べ

不安階層表を作る

ＣＢＴに取り組むにあたって、注意すべきことがあります。それは、勝てる戦いを選べ、ということです。

強迫との戦いは、勝たなければ意味がありません。いえ、意味がないどころか、敗北は逆に強迫症状の悪化にもつながります。敗北とは強迫行為を続けることに他ならず、それは悪循環の歯車を回す行為です。よって勝ち続けることが重要です。

勝てる戦いを選ぶためには、自分の強迫症状を整理する必要があります。無論、治療者もそれらを知るべきです。そのため、ＣＢＴでは「**不安階層表**」というものを作るのがセオリーとなっています。

ひとりの患者の中には沢山の強迫症状が混在しています。それらの不安の強さには必ず程度差があり、グラデーションのようになっているはずです。たとえば窓の施錠はあまり気にならないので、確認しなくても何とか耐えられるレベルの不安である。たとえばコンセントの埃は非常に気になり、とても耐えられるレベルの不安ではない。たとえば自分のお箸を持つのはさほど抵抗を感じないが、家族の部屋のドアノブには非常に不潔を感じ、絶対に触りたくない。

こういった様々な程度の不安を数値化します。分かりやすければ何でもよいのですが、通常

不安階層表

不安の強さ	対象	対処行動
100	駅のホーム （人を突き落としていないか）	線路を確認する 電車が通過するのを待つ
	血液（触って感染しないか）	可能な限り回避する 触れたと感じたら手を洗う 感染症の有無を相手に尋ねる
	線路の踏切 （重い物を落としていないか）	線路を確認する 電車が通過するのを待つ
	針や尖ったもの （触って血が出て感染しないか）	可能な限り回避する
	路傍の自転車 （倒して事故につながらないか）	振り返って確認する
	すれ違う弱者 （ぶつかって怪我をさせていないか）	振り返って確認する
50	お店の商品 （床に落として誰かに怪我をさせないか）	振り返って確認する
	外出中の持ち物 （道に物を落としていないか）	振り返って確認する
	施錠・ガス・コンセント （泥棒や火事が起こらないか）	見て触って確認する
	薬を包装するアルミ （飲み込んで胃に穴が空かないか）	何回も錠剤をひっくり返して確認する
	赤いもの（血液かもしれない）	触ったら手を洗う
	家の中の汚れ（なんだか嫌だ）	触ったら手を洗う
0		

は１００点を最大値として、０まで順に並べた表を作ることになります。参考に、当時の私の不安階層表を提示します（分かりやすさのため、少々改変しています）。

　はじめは大雑把で構いませんし、途中で順番が変わっても全く問題はありません。とりあえず作ってみるのが大事です。自分の症状の全体像を表の形で視覚化するだけで既に意義があります。

　そうやって作った不安階層表を参考に、ＣＢＴの課題を治療者と相談しながら決めていきます。基本的にはやはり表の下の方にある、弱い不安から取り組むべきでしょう。富士山登山に喩えれば、1合目からしっかり確実に登るのです。勝ち続けていき、その過程で自信をつける。これを我々は〝勝ち癖をつける〟と呼んでいます。認知の歪みの修正とは、勝ち続けることで初めて進むのです。

　一気に5合目辺りの課題から挑戦するのはお勧めしません。仮に「勝ったり負けたり」であれば、その対象の怖さはほとんど変わらず、治療効果は乏しいと言えます。それどころか、ほどほどの失敗が常態化することで治療がグダグダになりかねません。その結果、「自分は強迫とうまく付き合い続けるのがよいのでは」という半ば諦めの思考が芽生え、いわば〝負け癖〟につながってしまいます。

ＣＢＴに取り組む際の鉄則

ＣＢＴの課題が決まれば、次は実践です。当たり前ですが、課題に取り組むのは他ならぬ患者自身です。次回の診察までに、日常生活の中で課題をこなさなければなりません。その意味で、ＣＢＴの課題のことを〝宿題〟と呼ぶこともあります。

それがどんな課題であれ、結局やるべきことは同じです——不安解消行動を取らないこと。これは二つ目の鉄則にそのまま言い換えることができます。

鉄則二『逃げない・繰り返さない・巻き込まない＋ググらない』

呪文のように覚えてもらうことを想定した言葉です。これは要するに暴露反応妨害の規範そのものを指しています。「逃げない」が暴露で、他は反応妨害です。この鉄則の順守は、ＣＢＴの成功を意味します。

一方で、その逆の行動「逃げる・繰り返す・巻き込む＋ググる」は症状の悪化につながります。これらの行動には共通する特徴があります。それは、一時的に不安から逃れるため、ついつい頼ってしまいがちなものの、結局いずれの行動でも絶対的な安心に到達することはできず、それどころか繰り返すうちに「安心を得られるストライクゾーンが狭まる一方で不安を増大させてしまう」という特徴です。

「逃げる」とは既に説明した「回避」と同義であり、非常に良くない行為です。逃げれば逃げるほど、自分の行動できる空間が狭められ、次第に追い詰められていきます。結果、辿りつくのは「引きこもり」の形ですが、自宅や自室の中でもなお症状は悪化し、ますます治療が厄介になっていきます。この意味で「逃げない」ことは最も優先すべきです。

「繰り返す」は、強迫行為そのものです。認知をさらに歪め、不安は増大していきます。これをブロックすることがCBTの基本です。

「巻き込む」は、強迫行為の亜型でした。これは家族関係の悪化につながる危険性が高く、要注意です（第七章で詳しい対応法を述べます）。

基本はこの三つですが、もう一つ、「繰り返す」の亜種として、多くの人間が頼りがちな「ググる」（Googleで検索する）行為にも気を付ける必要があります。ただの調べ物で済むならよいでしょう。しかし、不安を解消する目的として使用する場合、それが強迫行為に陥る可能性があります。しばしば見られるのが、病気や事故の不安の解消目的の行為です。

たとえば「電子レンジで溶けたプラスチックを口にしてしまったが、そのせいでがんにならないだろうか」という不安に対し、何度もネット検索して安心できる情報を探す。これは強迫行為です。ちなみにこれは私の症状です。当時は必死に検索したものの、検索すればするほど根拠に乏しい、不安を煽るような情報が出てくるため、不安は加速するばかりでした。身をもって経験しましたが、絶対に安心できる情報は絶対に出てきません。よく耳にするフレーズ「直ちに健康被害はありません」が関の山です。仮にどこかの信頼できそうな機関が「大丈夫ですよ」と書いてくれたところで、自分の身に起こった唯一の出来事を完全に保証してくれることはあり得ないのです。

このような場合、主治医との信頼関係が重要となります。不安なことは主治医に尋ね、その意見を根拠に安心する方が、自らググって混乱してしまうよりも、遥かに確実で間違いないからです。

(なお、当時の私は未治療でした。結局、プラスチックを吐き出すべく嘔吐しましたが、それに少し〝赤み〟が混じっていたことでさらに不安になり、急いで近所の内科まで胃カメラを受けに行きました。特に異常はないと言われ、そこで行動を止めましたが、疑おうと思えば胃カメラを実施した内科医を疑うこともできました。完璧な安心とは突き詰めても永遠に得られないのです)

STEP4　ふつうの習慣を取り入れよ

CBTとは先の鉄則二のとおり、強迫行為を『繰り返さない』ことが基本です。では、行為はゼロにしなければならないのでしょうか。そうとは限りません。きっちり、ふつうの行動の範囲内で止められれば、それで構わないのです。

　そもそも健康な人だって、習慣や癖を持っています。「無くて七癖」です。トイレの後には手を洗いますし、カギを閉めた後にドアノブを回して施錠の確認をする人は大勢います。ボールペンを使うときにカチカチ音を鳴らす癖のある人もよく見かけます。逆にこのような習慣に収まらず、何度も繰り返される〝儀式〟と化すのが強迫なわけです。ということは、儀式をゼロにする必要はなく、ふつうの習慣に置き換えてしまえばよいのです。つまり行動の条件付けは消去せずとも、健康な形に更新してしまえばよい。

　ここで疑問が浮かぶかもしれません――「ふつうの習慣とは何か？」と。そのとおり、習慣とは人それぞれであり、絶対の答えはありません。しかも複雑な儀式が常態化した患者の多くは、もはや何がふつうの習慣なのか、余計に分からなくなっています。

　この解決策として有効なのは、行動の「回数」をルールとして決めてしまうことです。これが三つ目の鉄則です。

鉄則三『2回ルール』

〝2回〟というのがキモです。これくらいならふつうの習慣です。施錠の確認なら、カギを回した後、ドアノブを「ガチャ、ガチャ」で止めるように練習する。火元の確認も指差し2回でおしまいです。もちろん1回でもよいのですが、どうしても最初のうちは不安が強く、ハードルが高いのです。2回は特に生活に支障が出る回数でもありません。この回数で妥協するのが成功のコツです。

一方で、3回だと少し多い。よくあるのが、自分が何回確認したのか途中でよく分からなくなる、という事態です。3回以上ガチャガチャしていると、「これは3回目？　それとも2回目？　それならもう1回必要か？」と記憶もあやふやになりがちです。すると、余計に不安になりやすくなるのです。

コツは、回数がブレないように気を付けることです。ブレる、とはつまり、時々調子が良くて1回に抑えられるが、調子が悪いときは3回になってしまったりすること。これはいけません。そうなるくらいなら、はっきりと〝2回〟に統一させる方が、よほど調子は安定します。

なお、この『2回ルール』は必ずしも全ての強迫行為に適用できるわけではありません。《確認系》の多くは回数を数えやすく適用しやすいと言えるものの、そうではなく適用に悩むタイプもあります。たとえば手洗いや入浴時の体の洗い方がそうです。それぞれで何らかのパターンを見出して回数に落とし込める（たとえばハンドソープのプッシュ回数を決める）こともありますが、ときに難しい場合もあります。

そのような場合、ふつうの習慣を他者からコピーするのも一手です。これは「モデリング」と呼ばれる手法です。信用できるような身近な人間をモデルとし、その行動習慣を自分に取り入れるのです。大抵は主治医や家族が妥当でしょう。もちろん身近な友人でも構いません。モデルとなる人は、そのやり方で安全に日常を送れているのですから、自分もそれをマネすれば大丈夫なはずです。たとえ不安に思うことがあっても、一度信用して取り入れた習慣は疑わず、淡々と実行し続けることが重要です。

私自身も、妻をモデルにすることがよくありました。たとえば洗い物をする際、洗剤の流し残しが過剰に不安になって、強迫的に洗いすぎていたとき。ふつうの洗い方を改めてインストールするべく、妻の方法を観察していました。

他にもふつうに落とし込む方法として、「ページング」や「プロンプティング」と呼ばれる、時間を固定する戦法もあります。たとえばお風呂の時間を30分に決めて（ページング）、時間が来たら浴室から退場するように他者から促してもらう（プロンプティング）という方法です。これらは《汚染／洗浄系》や《ピッタリ系》で特に役に立つ方法であり、第五章で詳しく解説することにしましょう。

STEP5 メタ認知の獲得・LEVEL1

ふつうの不安と強迫症状は、どうやって区別するのか？

ＣＢＴを行うべき場面は決まっています。強迫観念に駆り立てられて、強迫行為をしたくなったときです。それを『繰り返さない』ように我慢するのが、ＣＢＴなのでした。ただし、それを正しく行うためには、そのときに感じている不安が強迫症状だと分かる必要があります。見過ごされやすいことですが、実はここにも難しさが隠れています。

そもそも、患者が感じる不安の全てが強迫観念なわけではありません。生活上の正しい不安もあれば、歪んだ認知によって生じる不合理な内容の不安もあり、後者こそがＣＢＴのターゲットである強迫観念です。他人からすればその判断は容易と思われるかもしれません。しかし、本人がいざ不安に直面してみると、その不合理性の判断が難しく、ＣＢＴを行うべきかどうか迷う事態がしばしば生じるのです。ひょっとするとこの不安は正しい不安なんじゃないか、と。

この事態の原因は、患者の「**メタ認知**」がうまく機能していないことです。メタ認知とは、これまで何度か用いてきた「洞察」と非常によく似た意味を持つ言葉ですが、ニュアンスが微妙に異なります。今後の戦略のカギとなる言葉ですので、詳しく説明しましょう。

メタ認知

〝メタ〟という接頭語は〝高次の〟という意味です。つまりメタ認知とは高次の認知機能——言い換えると〝自分の精神を客観的に認知する機能〟です。一方、洞察とは〝自分の病気の状態を正しく認識する能力〟と説明してきました。厳密にはこの辺りの言葉の定義は難しく、本書ではやや簡略化して説明しています。とはいえ、メタ認知の方が洞察よりも、精神機能一般を包含する幅広い概念であるとは言えます。

たとえば知覚や認知といった精神機能を、より高みから認識できること——今自分は何を見て、何を認識しているのか、を上の次元から認知できること。これはメタ認知が正常に機能していることを意味します。逆に、メタ認知の機能が低下していれば、自分が見ているものが何なのか、あるいは自分の認識が正しいのか変なのか、自信が持てなくなったりします。

では強迫症の場合、具体的にどうなるのか。メタ認知には個々の精神機能に応じたバリエーションが考えられるため、個別に見ていきます。ここでは知覚と認知の二つを取り上げます。

〈知覚のメタ認知〉

知覚のメタ認知とは、この瞬間に自分が何を知覚しているのか、客観的に把握する能力を指します。もしこれがうまく機能しないと、知覚への〝確信性〟が損なわれます。つまり、今自分が見たり聞いたりしていることが、現実であるということに確信を持てなくなるのです。この状態は強迫症患者が圧倒的な不安に晒されているときに該当します。

たとえば目の前にあるストーブのスイッチが、本当にＯＦＦになっているのか確信が持てない（ゆえに確認を繰り返す）。これは強迫で非常にありふれた現象です。実際私も悩まされました。

厄介な現象であるものの、これはＣＢＴの過程で避けて通れません。乏しい確信性の中でも『2回ルール』を順守してやり遂げるほかありません。不思議なことに、その瞬間の知覚に確信を持てなくとも、時間経過で不安の量が下がるにつれて、記憶の中でその知覚に自信が持てるようになるものです。

この現象の原因は何なのか。おそらく圧倒的な不安が想像に与えるリアリティが、現実の感覚を上回ると説明するほかありません。なんにせよ、不安の量が下がれば、それに伴って知覚のメタ認知が回復することは確かです。

〈認知のメタ認知〉

こちらの方が重要であり、ＳＴＥＰ５の本題です。

認知とは、五感で得た現実世界の情報を処理するプロセスのこと、いわば〝ものの捉え方〟

を指す言葉でした。「認知のメタ認知」とは、このプロセスを客観的に捉える機能を指します。この機能の働きの良／不良により、患者が強迫観念に襲われた際の思考に大きな差が生まれます。

具体的に見てみましょう。またか、と思われるかもしれませんが、分かりやすいのでコンセントを例に取ります。

長年の強迫との付き合いにより、コンセントに関する患者の認知がこのように歪んでいるとします。コンセントにわずかでも隙間が空いていたら、留守中に火事になるかもしれない。ところで常識的な認知であれば、コンセントに隙間が空いていたところで、火事になんかならない、と捉えるのがふつうです。

さて、実際に患者は外出前に、自宅のコンセントと対峙したとします。もし患者の「認知のメタ認知」が良好に機能していれば、ここで自分の歪んだ認知を客観的に捉えられ、常識的な認知をそれにぶつけることができます。つまり、理想的には患者はこのように考えることができます――「コンセントの隙間に埃が入り込んで湿気を帯びた結果、トラッキング火災が起きる可能性はゼロではなく、非常に不安である。一方で、それはふつう、長期間掃除を怠って放置していた場合に稀に起こり得ることであって、今少々隙間が空いている程度で火事になる可能性は限りなくゼロに近い。ゆえに自分の不安は非現実的である」。このように、自分の認知の歪みをメタ的に認知することで、ＣＢＴをより円滑に進めることが可能となります。

逆に「認知のメタ認知」がうまく機能しなければ、自分の認知の歪みをメタ的に捉えられません。となると、先の常識的な認知をぶつけることができない。結果、自分の非現実的な観念を強迫症状と捉えることが難しくなり、むしろ正しい不安なのではないかと考えてしまう。その結果、ＣＢＴに失敗しやすくなるのです。

この「認知のメタ認知」の機能低下は、洞察の不良化とほとんど同じ現象を指しています。ですので、その機序は同じです。長年の強迫により、歪んだ認知に慣れ親しみすぎ、むしろそちらが自分にとってふつうになってしまう。加えて疲労によって冷静な視点も取りづらくなり、常識的で正しい認知が目に入らなくなってしまうのです。

メタ認知を獲得する

しかるべき場面で症状が症状だと気付けることは、ＣＢＴを遂行するために非常に大事なことです。そのためにも、「認知のメタ認知」を良好に働かせるべきです。幸い、その獲得は難しくありません。

前提としては、脳を休めてある程度の冷静さを取り戻している必要があります。これはＳＴＥＰ１で述べた「洞察の回復」を指しています。その恩恵により、強迫観念の認識はある程度は可能なはずです。たとえば「この不安は病的で、常識外れな考え方なのかもしれない」と、曖昧ながらも感じられる。ただし確信は持てない。つまりメタ認知の機能は中途半端な状態にあります。

ここで役立つのが、知識や経験です。これらは自分の認知能力を、より〝メタ〟へと押し上げてくれます。アプローチがそれぞれで異なりますので、順番に見ていきましょう。

常識の輸入

まずは知識の一つ、「常識の輸入」です。ここでいう常識とは、〝この状況でふつうはこうするだろう〟という、健全な考え方のことです。これを自分が信頼する人間——主治医や家族からコピーしておくのです。これは先のＳＴＥＰ４で説明した「モデリング」と似ています。取り入れるのが行動習慣か知識かの違いなだけです。たとえば〝コンセントの隙間は直ちに発火につながらない〟ことを、自分の歪んだ認知にぶつけるべく、予めしっかり自分の中に取り入れておく。ポイントは、無意識的に生じた認知の歪みに対し、意識的に取り入れた正しい認知（常識）を信頼すること。輸入した常識を信じ切る力が、土壇場でのメタ能力に寄与するはずです。

強迫の知識

別の知識をもう一つ、「強迫の知識」です。それは先ほど説明したような、メタ認知の機能低下によって起こる現象を知っておくこと。すなわち、自分の考えに自信を持てなくなったときこそ、まさに強迫症状の渦中にあるのだ、ということです。正しいのか誤っているのか、判断に迷って苦しんでいる時点で、それはほぼ強迫症状と見做すべきです。

これは病気の重要な性質です。強迫症とは悪魔の囁き……否、〝強迫の囁き〟により、冷静さを失わせ、徹底的に安全性や正確性を追求させ、繰り返し行動のドツボにハメる、非常に厄介な性質を持っています。このことを常々心に刻んでおくことで、「メタ認知の機能低下」をさらにメタ的に認知することが可能です。

経験に基づく勘

最後に、経験について。CBTを続けていくうち、経験がない強迫観念と出合うことがあります。基本的にはこれまでと似た対象に不安を感じることが多く、いわば不安の〝飛び火〟と言えます。ただ類似の不安とはいえ初めての対象であれば、〝その瞬間〟に「これは症状だ」と気付くのは少々難しい。慣れが必要な部分です。

たとえば、自分の持ち物を道に落とした結果、誰かがそれを踏んですべって死ぬかもしれないという不安を従来から持っているとしましょう。既に分かっている不安なので、不安階層表にも記しているくらいです。ある日、大きなマンホールの上を通ったとき、「ガタッ」という音が聞こえました。その瞬間、マンホールの蓋が開いてしまい、後で誰かが落ちてしまうのではないかという不安がよぎりました。これは症状でしょうか？

どう考えても症状です。ちなみにこれは私のエピソードです。マンホールの蓋の上に乗って少々の音が鳴ることくらい、よくあります。しかし〝その瞬間〟は強烈な不安に襲われ、この常識的な認知を信じることは甚だ困難でした。ただ、私はCBTに取り組んで数カ月は経過していて、咄嗟になんとなく〝ここで振り返って確認したらまずい〟と認識しました。勘です。わずか数秒間の激烈な攻防の中、かろうじて勝利したわけです。

数時間後に不安が消えてから記憶を振り返ると、いつもの不安――バナナの皮にすべって頭を打つ老婆のイメージがあったため「イマジナリー老婆」と勝手に呼んでいた強迫観念――と非常に似ていることに気付きます。しかし、〝その瞬間〟には分かりませんでした。

このような場合で、もしCBTに失敗したとしても、後から反省すれば構いません。主治医や家族と一緒に反省会をするのも一つの手でしょう。勘とは、このような経験の積み重ねで生まれてくるものです。

以上のような知識や経験をもとにメタ認知を機能させ、「ちょっと気持ち悪いけど、これ以上追求すればドツボにハマるな」という止め時、諦め時に気付き、CBTを適切に粛々と実行していきます。脱強迫を目指す上では甚だ単純に、行動を止める方向は正義で、安心やピッタリを追求する方向は悪なのです。

STEP3〜5によりCBTを成功させ続けることで、症状は回復していきます。生活の中にも少しずつ余裕が出てくるでしょう。社会生活の復帰を考える頃合いです。次なる戦略を、STEP6では短期的な視点から、STEP7では長期的な視点から、立てていきます。

STEP6　社会生活の治療的意義
社会生活によるエネルギーコントロール

生活に余裕が出始めれば、社会生活の復帰（や開始）について考えるべきです。人間は社会に貢献すべき生き物だから、などという理由ではありません。それはそれで結構なことですが、こと強迫症に関してはもっと重要な意義があります。

鉄則一『時間・空間・エネルギーを与えるな』を思い出してください。空白は強迫の好物です。せっかくCBTの成功によって得られた余裕も、そのまま放置しておけば、再び強迫にエネルギーを与える結果になります。

たとえば、《汚染／洗浄系》の患者が、もともと入浴に3時間を要していたところを、CBTの成功により1時間に短縮できれば、2時間分の余裕を強迫から取り返したことになります。とはいえ、まだまだ「不安の炎」は燃えやすい状態です。放っておけば何らかの対象に不安は結びついてしまいます。たとえば家の中の不潔が気になり、消毒をし始める、手洗い回数が増える。いわば「強迫の芽」が入り込み、そこに不安解消行動を施せば最後、すくすくと育ってしまうわけです。せっかくの余裕が、また強迫に奪われてしまう。モグラ叩き状態です。

空間も同じです。限られた空間の中で過ごしていれば、必ずその中に不安を見つけ出します。内向きに空間を狭めるほど、より些細なことが気になり、強迫を引き込んでしまう。行動できる空間を増やすことを常に意識しないと、いつの間にかどこかで「強迫の芽」が育ってしまいます。

そうならないためにも、作り出した余裕はすかさず有意義なもので満たすべきです。その最適解が、社会生活へのコミットというわけです。もともとの社会活動（仕事や学校など）があれば、そこに復帰するのが合理的です。そうでなければ新しい社会活動を始めるべきです。時間と空間に対し、適切にエネルギーを注ぐのです。

仕事は強迫治療を考える上では存外に有効です。自宅外の空間を得られる点もメリットですが、それ以上に時間配分に強みがあります。強迫を切るタイミングを、外から決めてもらえるからです。

たとえば、会社に遅刻しないためには朝8時に家を出なければならないとしましょう。そのためには、朝7時に起きる必要があります。1時間で支度するためには、諸々の強迫行為（儀式）をする余裕はなく、むしろ減らす方向に力を向けられます。カギの確認に戻らない理由も生まれます。また、起床時間を逆算し、就寝時間も決定されます。23時に寝るためには、入浴時間も長くできません。さらに勤務時間中に強迫行為をしたくなっても、周りの目を気にすることで――あるいは仕事の流れを乱さないように気を使うことで――強迫を断ち切る動機付けが生まれます。

すなわち、多くの社会人が辟易している（？）厳密で規律的なスケジュールが、強迫症に対しては意外と便利なペースメーカーとして機能するわけです。他のパターン、たとえば学校生活でも同様のことは言えます。

逆に言うと、こうまでしなければ強迫の誘惑に負けてしまいます。強迫行為が正しいことのように感じさせ、病気に引っ張り込む強力な引力。それに打ち勝つために、あえて社会生活にコミットし、1日を充実させる。それにより強迫を断ち切る正当な理由が作られ、その努力を続けるうちに自然とＣＢＴが進んでいくのです。

社会生活からのストレスコントロール

生活を充実させると同時に、ストレスもコントロールする必要があります。ストレスによる精神的疲労は不安を増大させ、増大した不安はまたストレスを生みだします。悪循環を加速させる前に、予めコンディションを整えるべきです。そもそも、ストレスが病気の発症の原因となった可能性が高いのです。

ここで最も優先すべきは睡眠です。睡眠不足は、てきめんに不安の悪化や洞察の不良化につながります。STEP1でも述べましたが、睡眠を取ることで脳機能（背外側前頭前皮質）の回復につながり、不安への抵抗力が生まれます。逆に睡眠を取らなければ、それらの機能が弱まってしまうのです。

ただでさえ強迫症の患者は、不安との戦いで疲労が溜まりやすいのです。見た目には分かりにくいものの、重症の患者は健康な人間の何倍も精神的なエネルギーを使っていると考えるべきです。疲労と回復のバランスは非常に繊細と言えます。そのため、睡眠時間が2〜3時間減った程度でも容易に「不安の炎」が炎上します。強迫症状による疲労の回復も考えて、毎日少なくとも7〜8時間は寝たいところです（ただし個人差はあります）。

なお、仮に睡眠時間が確保できず、強い不安に襲われてしまう日があっても、そこで強迫行為さえしなければ症状は悪化しません。条件付けが施されないからです。むしろ強い不安のときにこそ行動を止められれば、よりＣＢＴの進行がスムーズになります。ただしその難易度は高く、病状が不安定なうちは勧められません。やはり睡眠の確保が安全策です。

　一方でストレスの原因も制御すべきです。ただ、具体的な労働内容や人間関係といった個別の問題には、ここでは触れられません。一つ言えるのは、強迫症状とＣＢＴによるストレスを予め見込んでおくべきということです。不安に抵抗して行う行動は、たとえ外形的には健康な人と同じ行動に見えても、莫大なストレスがかかっているからです。これを計算に入れた上で、ストレスの原因と距離をより長く取ることが望ましいのです。

　以上の話は、「言うは易く、行うは難き」ことと思います。異なるコントロールの同時並行を求めているからです。後者のストレスコントロールについては、他の精神疾患、たとえばうつ病の治療でも必須ですから、そう珍しい観点でもありません。ただ、前者のエネルギーコントロールについては、強迫症の特性（空白に侵入する）に基づくため、少々独特です。見落とされがちな観点ですので、特に気を配りたいところです。

STEP7　こだわりを諦めるべし

頑張ってＣＢＴを進めても、その徹底には難しい部分が出てくるものです。あれだけは触りたくない、あの確認だけは徹底したい、これだけは完璧にしておきたい。ある程度治療が進んだのだから、このくらいでよいのではないか、と。

しかし、それは〝強迫の囁き〟です。こだわっている部分を放置すれば、いずれまた強迫は成長します。強迫のCBTは、できる限り徹底すべきです。それは短期的には苦でも、長期的には楽な人生につながるはずです。

治療を徹底させるためには、ある程度長期的な観点で臨まなければいけません。そのために、こだわりを諦めることを改めて意識して欲しいと思います。

白黒を追求せず、グレーを受け入れる

こだわりの現れの一つとして、「二分思考」という強迫に特徴的な思考の傾向があります。二分……つまり０か１００か、あるいは白か黒かの完璧性にこだわり、曖昧さやグレーを認めたがらない思考です。

「直ちに健康に影響はない」「ほとんど感染性はない」といったよく耳にするフレーズ、たとえばこれらに満足できません。限りなく白に近いグレーであろうと、それは白ではない点で黒と同じと考えるのです。「たぶん大丈夫」という言葉は患者にとってむしろ格好の不安材料となります。

これは強迫症状に苦しみ続けた結果生じる、考え方の癖のようなものです。「不安それ自体」を強く恐れるため、不安の原因となる曖昧さを嫌うのです。無理もありません。強烈な不安に伴う苦痛は、尋常ではありませんから。究極の安心を心の底から望む気持ちは、かつて私も持っていました。今でも心のどこかにはあるかもしれません。

しかしながら、この二分思考は、治療の進展のためには諦める必要があります。そもそも、患者が求める〝完璧〟や〝絶対〟は現実に存在しないのです。家族に保証を求めようと、Googleに答えを求めようと、究極の安心が得られることはありません。これは鉄則二の中の『巻き込まない＋ググらない』の主張でもあります。

この世は確率論です。患者はこの不安定な世界観に、必ずどこかで向き合わなければいけません。強迫症と付き合っていると忘れがちですが、このような世界観は、皆が受け入れている当たり前の事実です。多くの人は曖昧なグレーに対して自然に妥協します。「まぁ、いっか」と。さらに言えば、多くの強迫症患者も発症以前はこのようにグレーを受け入れて過ごせていたはずなのです。

とはいえ、心の奥底までこびりついた思考の癖です。すぐに変えられる類のものではありません。ですから、少しずつで構いません。治療の進行によって不安の苦痛は弱まるはずです。そこでゆっくりと、曖昧さを受け入れる練習をするのです。「世の中って、適当なのだ」と。

私は常日頃思うのですが、この社会は滅茶苦茶に適当です。こんな適当な社会に完璧性を求めれば、あっという間にクラッシュします。だから、諦めなければいけません。もしうまく諦めることができれば、それは必ず強迫行為の防止につながり、症状の悪化を防ぎ、きっと、より楽な人生を送れるようになります。

自分を追い込み、強制的にこだわりを諦める

こだわりを諦めざるを得ない状況に追い込むことも有効です。それを好機として、それまで停滞していた治療が大きく進むことがあるからです。たとえば結婚や出産、育児といったライフイベントです。自分ひとりでは制御できない強い力が働いたり、自分より大切なものができたりすることで、諦めざるを得ない状況にするのです。

育児を考えてみましょう。ある患者は《汚染／洗浄系》の症状を持ち、汚いものになかなか触れず、ＣＢＴが滞っています。そこに初めて赤ちゃんが生まれたとき、「うんちを触りたくない」と言えるでしょうか？　おむつを交換するためには清潔へのこだわりを諦めざるを得ません。親に備わる強力な母性や父性の力、子への愛情により、強迫に打ち勝つのです。

この強力な状況下にあっても、なお〝諦めない〟という道も確かにあります。決しておむつに触らず、人の手に任せるという選択。しかし、その先は過酷です。自分の聖域を守り続ける

ために、不潔を避け、自分の強迫に子供を巻き込む人生。幸せな家庭を犠牲にして残るものは、強迫症という病気のみです。そうならないためには、ピンチをチャンスと捉えるべきです。

他には、たとえば好きなペットを飼ってみるのもよいでしょう。仔犬や仔猫にルールは強制できませんから。あるいは小規模な方法として、スポーツジムに通ってみるのも一手です。ジムは筋トレの器械だらけ、他人の汗だらけで、様々なタイプの暴露に有効です（ちなみに私もこの理由でジムに通いました）。

無論、諦めざるを得ない状況には偶然追い込まれることもあります。それを好機と捉えるかどうかで、ＣＢＴの進展は左右されるのです。

以上のＳＴＥＰによりＣＢＴを貫徹し、一旦は症状が消失したとしましょう。いわゆる寛解の状態です。最後に、ＳＴＥＰ８では守りを固め、再燃を予防します。

STEP8 メタ認知の獲得・LEVEL2

強迫症とは一時的に寛解に至っても、油断すれば再燃（再発）してしまう病気です。既に病気の土壌が完成されているためです。人生単位での付き合いを覚悟する必要もあります。

しかし悲観することはありません。再燃を予防するのに必要なエネルギーは、病気の治療に要したそれより、遥かに少なくて済むのです。一度鎮火した「不安の炎」がまた炎上せぬよう、見守ればよい。そして再燃の条件は、症状が悪化するときと全く同じ、不安に従った行動を取ること、これだけです。ゆえにこれまでと同様に、この行動さえ抑えていれば、原理的には悪くなりません。

では、行動を適切にコントロールし続けるためには、何をどう心がける必要があるのか。二つ説明します。

一つ目は、洞察の維持です。つまり自分の病気の状態を正しく把握すること。そのためには、ストレスコントロールにより自分の健康を維持し、冷静さを保つ必要があります。症状再燃のわずかな兆候でも、できる限り察知できることが望ましい。これができていないと、「いつの間にか病気が大きく再燃してしまっている」という事態になりかねません。

不安が強まっていないか？　認知が歪んでいないか？　健康な習慣を逸脱した繰り返し行動を取っていないか？　STEP5で説明した「認知のメタ認知」を機能させつつ、自分の考えや行動が一般常識とズレていないか、常日頃から対比させる癖も付けておくことです。

二つ目は、強迫症の全面的な理解です。第二章と本章を通じ、病気の構造（精神病理）と、その構造の壊し方（治療戦略）を解説してきました。これらの内容を理解していればしているほど、より適切な行動を選ぶことができます。

戦略の中でもとりわけ重要なのが三つの鉄則です。『時間・空間・エネルギーを与えるな』によって日々を有意義な活動で充実させる。その上で、『逃げない・繰り返さない・巻き込まない＋ググらない』を意識し、基本的には『２回ルール』の下に行動を抑制する。これらから外れた行動を取ってしまうと、高確率で不安は再び増大し、強迫のサイクルが回り始めます。

以上の二つを心がけることで得られる、より上位のステージの認知、これを本書では「病気のメタ認知」と呼ぶことにしましょう。先のＳＴＥＰ５で説明した「認知のメタ認知」をＬＥＶＥＬ１とすれば、こちらはＬＥＶＥＬ２です。これにより自らの内にある強迫性を正しく認識し、飼い慣らすことさえ可能になります。

再燃を誘うリスクは人生の折々にあります。死や離別といった不幸なライフイベントと、それによる大きなストレス。想定外の不安が襲ってくることもあるでしょう。そのようなとき、いかに適切に行動を制御できるかが肝要です。ただ、仮に制御に失敗し、多少の症状悪化を許したとしても、病気を正しく理解してさえいれば、そう恐れることはありません。直ちに洞察をもってその状況を把握し、態勢を整え、改めて鉄則を順守したＣＢＴを行うのです。それができれば鎮火も早く、傷が浅くて済みます。

強迫症とはある意味ではパズルのようなものです。それを解くのに必要なものは知識とロジックです。これらによる武装こそが「メタ認知　ＬＥＶＥＬ２」であり、これが獲得できれば強迫を恐れる必要はなくなります。

治療の戦略は以上です。後はこの戦略を個別の症例に、いかに的確に適用させるかです。実際には症状のタイプごとにその適用のコツがあります。それを知っていただくため、次は患者の具体的なエピソードを通して、治療の実際を解説したいと思います。

第四章では私（亀井）自身の症例を提示します。発症と治療の過程を、仔細にご覧いただこうと思います。なお、私は典型的な《確認系》です。その他のタイプの解説については、第五章で行います。

第四章　強迫症の実際

――症例「私」

医学部卒業、精神科医に

第二章では強迫症の精神病理を、第三章では強迫症の治療戦略を解説しました。本章では実際の症例、つまり私（亀井）自身の発症と治療の過程を提示することで、これまでの議論の理解を深めていただきたいと思います。

ここでは二つの視点を織り交ぜて進めていきます。一つは当時の様子を「彼」として客観的に記述した三人称視点、もう一つは現在の「私」が当時を振り返って解説する一人称視点です。

――男性。生来健康。肉体的にも精神的にも、さして大きな問題はなく育ち、24歳で大学医学部を卒業後、医師（研修医）になった。働き始めの頃は職場環境になかなか慣れずに苦労をしたが、次第に適応。2年間の初期研修を終えた後、精神科医の道に進んだ。はじめのうちは、あまり大きな責任を与えられず、基本的には上司の指導下で診療を行っていたため、比較的少ないストレスで仕事を続けることができた。問題となったのは、医師4年目（精神科医としては2年目）で、仕事をひとりで任されることが多くなった頃である。

新社会人は大なり小なり、慣れない仕事に苦労するものです。それは当然としても、多くの方にとってそれ以上にストレスを感じるのは、なんと言っても人間関係でしょう。私のような医師の場合は、上司との間の上下関係の他に、他職種である看護師との連携や患者との関わりなど、趣が異なる関係が複数あります。これらに慣れるのに非常に苦労しました。医師としてやっていくのは無理なのではないかと悩む時期もありましたが、周囲の援助もあって何とか研修医を終え、幸いにも精神科医を天職と見出すまでに至りました。しかしながら私の通過儀礼《イニシエーション》はまだ先にあったことが分かります。

——X年4月。彼は医師4年目で外来診療を任され、入院患者も主治医として診るようになった。すなわち、彼個人で臨床的な判断を下さなければならない場面が急に増えたのである。もちろん、難しい状況であれば同僚や上司に相談できるが、最終的に判断するのは彼自身だった。生死に関わるほどの場面はそう頻繁には訪れないものの、油断していると事故が起こるのが医療の世界である。彼はもともと慎重な性格だったので、神経をすり減らしながら、ミスが起こらないよう、注意を怠らないように努めた。この精神的ストレスによって、彼の不安は徐々に刺激され始めた。

この年から私の強迫の物語が始まります。X年と定めておきましょう。

少しずつ燃え上がる「不安の炎」

さて、精神科は他の科と比較すると「この瞬間の判断が患者の命を左右する」というような場面は少ないと言えます。とはいえ、たとえば自殺のリスクを評価して緊急入院の判断を行うといった難しい状況はしばしば訪れますし、入院患者の身体の病気への対応も必要でした。

もともと私はいわゆる「不測の事態」というものが苦手な質で、なるべくリスクが少なくなるように先んじて行動するタイプでした。石橋を叩いて渡るという習慣は、医療者との相性が一見良いように思われます。しかしながら、現実的には医療というものはリスクをゼロにすることは絶対的に不可能なのです。このことを当時の私は今一つ理解できていませんでした。

その無理がたたったことによるストレスで疲弊し、これまで以上に不安を強く感じるようになりました。

——2～3カ月ほどの期間を経て、彼の行動は少しずつ不安に振り回されるようになった。たとえば「処方した薬の副作用により、患者の生命に危険が及ぶのではないか」という不安により、薬の処方をためらう。「頻回に検査を行わなければ、薬の副作用に気付けないのではないか」という不安により、何度も検査を行う。「身体の症状も訴える患者には、実は緊急性のある病気が潜んでいるのではないか」という不安により、急いで内科医に紹介する。

> 迷った際には大体の場合はリスクを大きく見積もり、より安心・安全なプランを実行した。このような不安は平均しても1日1回以上押し寄せ、その度に大きく悩み、想定されるリスクと比較して、結果的には、やや過剰に安全な行動（不安解消行動）を取り続けた。

少しずつ「不安の炎」が燃え上がってきました。発症の前段階とも言うべき状態で、このときに行動が不安に振り回されてしまうと、どんどん不安と行動のループが形成されてしまうわけです。当時はその知識に乏しく、また病的であるという自覚もなかったため、見事に不安解消行動に走ってしまいました。

今振り返るに、これらの行動は医学的に間違いとまでは言えません。医療は最終的にはケースバイケースな場面も多く、解釈次第では正解の範疇ではあったと思います。

ただし、常識に照らし合わせれば、明らかにやりすぎでした。〝ゼロリスク〟を求めすぎたゆえに、妥協ができなかったのです。

結局、主観的には「ここまでやればさすがに大丈夫だろう」程度、客観的に見たら「別に悪いとは言わないがちょっと心配しすぎじゃないか」程度の対応が続きました。それも、毎回似ているけれど厳密には違う内容の不安なので、その都度悩みに悩んだ末に結果的に過剰になってしまう行動です。連日、かなり疲弊したことを覚えています。

このように、私は数カ月間かけて、過剰な不安に対して必要以上に多くの不安解消行動を取り続けました。その結果、生じるのが条件付けと習慣化です。他の医師はあまり行わない検査も、一度してしまえば次からは行わずにはいられない。少しでも身体の症状らしきものを認めれば、内科医に相談せずにはいられない。「やりすぎ」ではないかと毎回葛藤しましたが、不安に抗うことができなかったのです。

――毎日のようにやってくる「不安」に、彼はかなりの煩わしさを覚えるようになった。周りの同僚を見ても、いちいちそんなに悩まず、割り切って仕事をしているように思える。過剰な不安解消行動を取ることをバカバカしく思った彼は、何度か「不安」をやり過ごそうとした。しかし、当の患者が診察室を出ていった後も「不安」は増大するばかりで、結局はその苦痛に耐えかね、追いかけて説明や検査を追加したり、電話をかけて安全を確認したりといった不安解消行動に、どうしても陥ってしまうのだった。次第に彼は「不安」に耐えることを諦めるようになり、突き動かされるままに「不安」を解消するべく行動するようになった。

半ば無意識的に不安を「放置」しようとしましたが、見事に失敗しました。その結果、「不安それ自体」にかなりの苦痛を感じるようになってしまいます。次第に私は、不安になることに怯え、できる限り素早く不安を解消するよう努めるようになりました。

こうなってくると、いくら不安の内容やその解消行動がバカバカしく思えても、徹底した〝火消し〟の行動を余儀なくされてしまいます。実際、仕事を終えてから眠る前までの長い間、ずっと不安に耐えなければならない可能性まで考えると、その場で安心をとことん追求する方が合理的に思えたのです。もちろん今考えれば、そうすべきではなかったのですが。

ギリギリの状態

――夏が終わり、X年9月頃。仕事中に「不安」を増やさないように注意を配る場面が少しずつ増え、また実際に治療が難しい患者を複数抱えていたことも相まって、ストレスが加速度的に増大してきた時期だった。

春から半年近い期間を経て、そろそろ良くない循環が形成されつつあります。不安がストレスを増やし、ストレスがまた不安を呼び込み、徐々にその対象が拡大していきます。

――外出するとき、家を少し離れてから「カギをかけ忘れたのではないか」と不安になることが増えた。今までの人生の中でも何度か気になることはあったが、ここまで強く不安になり、急いで戻って確認したくなる衝動に駆られたことは無かった。戻らずにやり過ごせることもあったが、我慢できずに戻ってしまうこともあった。

他にも妙な不安が出現した。家族の髭剃りを借りて使った後に「ひょっとしたら細かい傷を介して何らかの感染症がうつってしまったのではないか」といった、これまでほとんど気にしたこともなかった不安。この前後から感染（特にＨＩＶや肝炎ウイルス）に対する恐れも強く自覚するようになった。

「不安の炎」はますます燃え上がりやすくなり、仕事から離れた日常生活のテーマからも着火するようになりました。施錠や感染にまつわる不安は、〝身の安全〟という点では根を同じくしています。これは私が従来から重きを置いていた安全志向にまつわる観念ですが、ついにこのとき、大きな「不安」に結びついてしまいました。〝質的〟な観念に、〝量的〟な不安が結びついたことに注目してください。

まだこの時点では強迫症の診断が下りる状態にはありません。しかし、ギリギリの状態です。おそらくこのとき、感染を心配して血液を検査したり、家族にしつこく感染症の有無を確認したりしていれば、一線を超えていました。アウトです。とはいえ、もう一押しの状況ではあったので、無策では時間の問題でした。

——X年10月頃。仕事中に、ふと自宅の電気ケトルのスイッチが気になった。「もし水が入っていない状態でスイッチがオンになっていれば、空焚きのようになって、ひょっとして発熱してしまうのではないか。もし近くに燃えやすいものが置いてあったら——」。終業までは何とか不安に耐えられたものの、定時になった瞬間に職場を飛び出し、急いで自宅のケトルのスイッチを確認しに帰った。当然ながらスイッチはオフになっており、彼は胸を撫で下ろした。以後、ケトルを使用した後は、必ずコンセントを抜く習慣が付いた。

このとき彼はこの習慣を「安全を守るための正しい行動」と信じており、病的な行動とは捉えなかった。

火事に関する不安が湧き上がりました。この電気ケトルに関する認知は、既に若干歪んでいます。私の持っていたケトルには空焚き防止機能が付いており、メーカーを信用するなら問題は起こり得ません。しかし、大火に成長していた私の「不安の炎」は、その信用を軽く超えていきました。少し前の健康な精神状態であれば容易に却下していたであろう、非現実的な考えです。実に、不安の大小によって、考え（観念）のリアリティは大きく変わるのです。

この出来事により、完全に対象〝電気ケトル〟と不安解消行動〝コンセントを抜く〟が条件付けされ、歪んだ認知も強化されました。つまり、ケトルのコンセントはちゃんと抜いておかないと火事になるかもしれない、という考えが頭に張り付き、剥がせなくなったのです。これはもう、ほとんど病的な状態です。

しかし残念ながら、私は自分をあまり客観視できていませんでした。苦痛を感じていながらも、あくまでも慎重な性格に根差した考えと行動――いわば「石橋を叩いて渡る」の範疇と捉えていたのです。

初の「巻き込み」

――X年11月頃。「家を出る時間になっても、夜中に終わるはずだったパソコンのアップデートが終わらない。もしかしたら仕事の間、ポンコツパソコンがアップデートの負荷に耐えきれずオーバーヒートしてしまうかもしれない。もし近くに燃えやすいものがあれば――」。やはり火事の不安に苛まれた彼は、今回は耐えきれず、仕事中に恋人に確認を依頼した。「パソコンがたいへんなことになっていないか」と。彼女は渋ったが、彼の熱量に押され、仕方なく確認に向かった。その後、彼女から安全を報告されたことで、ようやく彼は安堵の息をついた。

さすがに不合理な不安を呈した自覚はあり、自身が病的な精神状態にある可能性は考えた。しかし、まだケアが必要な状態とは認識していなかった。

これが私の初「巻き込み」でした。何がオーバーヒートなのか、何がたいへんなことなのか、率直に言って意味が分かりません。不合理です。当時の私も、なんだかよく分からないが、ともかくアップデートがちゃんと終わらなければ火事になってしまうかもしれないという不安に支配されていました。しかし、急いで確認したいのにそれができない。そうだ、だったら彼女にお願いしよう——という発想になったわけです。

この「巻き込み」の結果、パソコンに関する歪んだ認知が強化されました。パソコンが熱を持てば火事になるという考えが正当化され、家を出る前は絶対にパソコンの電源が切れていることを確認しなければいけなくなり、朝のルーチーンに組み込まれました。そして何より、彼女に大きな迷惑をかけました。

なお、彼女にはこの先もずっと迷惑をかけ続けることになります（この1年後に彼女とは結婚しますので、以下「妻」と呼称します）。

さて、そろそろ自分が異常な精神状態にある可能性を考え始めました。その一方で、まだ〝慎重な性格〟で片付けられるのではないか、とも考えていました。

強迫症の発症を自覚

――疲労が重なってきていたX年12月のある日、決定的な出来事が起こった。きっかけは自宅に届いていたガス会社のパンフレットだった。火災の情報に敏感になっていたこともあり、不安に思いながら読んでみると、「ガスの元栓を閉めていないと火事の危険性がある」といった内容が目に入った。

不安が一挙に彼の頭を支配した。「ガスの元栓を自分は閉めたことがないが、本当は毎回ちゃんと閉めるべきではないか」「むしろ今すぐにでも急いで閉めるべきではないか」と考え、すぐさま実行に移した。ガスコンロの下の棚を開けて、潜り込んで元栓を操作する。今が開いている状態なので、90度捻れば閉じたことになるはず。捻ってみる。90度のところで手応えを感じ、力を緩める……が、ここで気になる。元栓がもしも中途半端に開いていたら、かえって危ないのではないか。そう考え、力を強く入れ、本当に閉じた状態なのか確認をする。が、今度は力を入れすぎて元栓を壊してしまったのではないかと不安になり、逆回しをして壊れていないことを確認する。壊れていないことが分かったので、もう一度閉じにかかる。しかし完全に閉じた状態になっているのか自信が無い。もう一度力を込める。以下繰り返し。そのうち、どっちが開いている状態でどっちが閉じている状態なのか分からなくなり、試しに火をつけて確認してみる。こんなことを延々と続けているうちに、いつの間にか1時間が経過しており、全身は汗だくであった。

このとき、彼は自分が強迫症を発症したことを自覚した。

この出来事は鮮明に覚えています。既に述べているとおり、「なんだか最近は異常に不安になることが多いぞ、いや実際異常なのではないか」という自覚はあったものの、疾患名を当てはめるには至りませんでした。そんな折です。ガスの元栓を汗だくになって何十回も捻っている最中に「いや、これ強迫症やんけ」と自分でツッこむことになったわけです（実際、ズルズルと壁際にへたりこんで、こう呟きました）。精神科医の駆け出しとはいえ、一応は最低限の強迫症の知識はあったので、病気の典型的なイメージや診断基準と照らし合わせても、どこからどう見ても強迫症やんけ、と気付かされました。

結局、私にとって、繰り返し行動に〝歯止めが利かない〟体験をしたことが決定的でした。もはや強迫行為と断じざるを得ず、〝慎重な性格〟で片付ける道が失われたわけです。

このとき、二つの思いが去来しました。一つは精神科医である自分が典型的な強迫症状を体験できる喜び。こう書くと不謹慎と評されても仕方がない気もしますが、職業病的な興味には逆らえませんでした。もう一つは当たり前ですが、これはまずいことになったぞ、という先行きの不安です。

ただ、自分は強迫症の知識を持っているわけだから、簡単に良くなるのではないかと、少し楽観的にも考えていました。早めに病気にも気付けたし、ストレスが無くなれば自然に良くなるだろうとも。しかし今だから分かることですが、強迫症は一度悪化の坂道を転がり出せば、ストレスを取り除いただけでは健康には戻りません。適切な対処をしなければ、転がり落ちるのみです。私は事態を甘く捉えすぎていたようです。

一応、この出来事の精神病理を解説しておきましょう。ある意味当時の〝マイブーム〟だった火事の不安が、ガス会社の広告にジャストミートした結果、瞬時に「ガスの元栓」が脅威と化したわけです。弱っていた私は「確認」という強迫行為（＝不安解消行動）を延々と繰り返します。せいぜい1回か2回程度、元栓が閉じていることを確認して終えていればまだマシでしたが、燃え上がった「不安の炎」はそれだけでは消えてくれません。すぐさま新たな強迫観念〝中途半端な開き具合ではかえって危ない⇒火事の発生（根拠不詳）〟が出現して不安に結びつきました。ここで〝念のため強く捻る〟を実行しますが、さらに新たな強迫観念〝強く捻ったら元栓が壊れてしまって危険⇒火事の発生（根拠不詳）〟が出現して不安に結びつきます。もはや玉突き状態です。しかも繰り返せば繰り返すほど、確認行為が条件付けされ、認知の歪みも強化されていきます。早くどこかで諦めないといけないのに、安全・安心を求めて意地になり、オーバーヒートした私は結局1時間も確認を行い、最終的に力尽きました。

こうして完全に病態が完成され、典型的な《確認系》の強迫症の発症に至りました。

強迫の坂道を転げ落ちる

——以後、朝の「儀式」はどんどん増えていった。ガスの元栓。コンロのスイッチ。コンセントの埃。ノートパソコンの電源。ルーターの熱。窓の施錠。ドアの施錠。これら全てを出勤前に繰り返し確認せずにはいられなかった。そして、確認に要する時間は次第に長くなっていき、最終的には1時間近く必要になった。通勤に使うバスの時間に遅れることもしばしばで、その際はタクシーを利用した。しかも「遅刻しそうになったらタクシーを利用すれば大丈夫」という考えが、ますます確認に要する時間を拡大させているようでもあった。

強迫の坂道を転げ落ちながら、家の中でどんどん不安の種を見つけ出してしまいます。ひとたび「アレも危ないのではないか……」と思って不安解消行動に移してしまうと、瞬時に儀式として定着してしまいます。

たとえばパソコンの電源を切り、モニターが真っ暗になっても、本当に切れているのか不安になります。そこでキーボードをガチャガチャ押して確かめたり、手のひらで撫でながら温度が下がっていくのを確認したりして、電源が実はついている可能性を徹底的にゼロにしようと試みます。

あるいはパソコンのルーター。触ってみると温かいのですが、これが温かすぎたり、木製の家具に接していたりすれば、火事になってしまうかもしれないという、もはやお馴染みとなった認知の歪み。温かすぎるの意味もよく分かりませんが、とにかく毎回、納得が得られるまで手で触ってちょうどよいぬくもりを確認していました。

こういった強迫観念と強迫行為が毎日少しずつ増え、次第に複雑な儀式へと成長していきました。必然的に時間は食われます。遅刻しそうになります。結果、タクシーを利用し始めます。しかし、タクシーの利用によって浮いた時間は、強迫に余計なエネルギーを与える結果になってしまいました。

鉄則一『時間・空間・エネルギーを与えるな』を思い出してください。強迫行為を行うために、早起きしたり、家を出る時間を遅らせたりするのは典型的な悪手です。その時間は決して余裕には結びつかず、強迫とのお付き合いの時間を増やすだけです。強迫に自由な空間や時間を与えれば、与えた分だけ強迫は広がり、成長します。先に述べた「強迫のボーナスタイム」です。そして一度強迫に与えてしまった時間を取り返すのは容易ではありません。

このような強迫のセオリーを理解していなかった私は、タクシーを利用する頻度が次第に増えていき、その分、着実に強迫症状が悪化していきました。一応、「職場に遅刻はしない」という意識が砦になっていたことが幸いです。もしも遅刻を一旦許してしまっていたら、ずるずると常態化し、強迫に時間を与え続けていたでしょう。最終的には通勤自体が不能に陥った可能性すらあります。

——確認強迫は自宅にとどまらず、職場のパソコンやコンセントも対象に含まれるようになった。医師としての仕事中の不安も、処方を出し間違えていないか、カルテに書き間違いがないか、確認を頻繁に行い、職務にも悪影響を及ぼし始めた。帰る時間もどんどん遅くなっていき、その傾向は、X+1年3月末の退職の日まで続いた。退職時には、次の勤務先に送る荷物の中に、万が一患者の個人情報が挟みこまれていないか、手持ちの書籍数十冊を全て1ページずつチェックした。さらに机の上や段ボール箱の中に並べていた書籍が崩れた結果火事にならないか、何十回も確認を繰り返した。一つの作業にかかる時間やエネルギーの消耗は増す一方で、どんどん疲労は蓄積し、その結果強迫症の悪化は著しいものとなっていた。

京都にあったこの病院の研修は3月で終わり、4月から私は大阪の病院に移って研修を続けることが決まっていました（俗に言う「医局人事」です）。退職前は引き継ぎや引っ越しの準備で忙しく、ほとんど余裕がありませんでした。しかも、それらの作業のほとんどに強迫症状が関わるため、余計に時間もエネルギーも奪われ続けました。当然、ストレスを回復させる余裕もなく、強迫症が良くなる余地など、これっぽっちもありませんでした。この頃が、私の病気の1回目のピークです。

さて、「書籍が崩れて火事になる」旨を書きました。ここは本書の『はじめに』でお話しした「死のピタゴラスイッチ」のくだりです。繰り返しの内容も含みますが、今一度詳しくご説明しましょう。このとき次のようなストーリーが私の頭の中で展開されていました。

机の上の本が崩れたり、本を詰めていた段ボール箱が破けたりするかもしれない。その本の雪崩が、自分のイスにぶつかるかもしれない。イスにはローラーが付いているため、ぶつかった衝撃でコロコロとイスは転がるかもしれない。床には電源コードが敷かれており、イスがそのコードの上に乗り上げるかもしれない。コードは経年で劣化しているかもしれない。だからイスの重さでコードが断線してしまうかもしれない。その結果、そこから発火して、埃に引火して火事になるかもしれない。病院の患者が大勢亡くなるかもしれない。

こうして、針の穴を同時に八つほど並べ、一突きで全てに糸を通すような神業により、私の人生は終わりを迎えるかもしれない。

私はこの強迫観念を解消するべく、1時間ほどかけて段ボール箱の頑丈さやイスや本の安全そうな位置を何十回も確認し、調整しました。しかしヘトヘトになるまで強迫行為を繰り返しても、安心できる納得は得られませんでした。終電の時間も迫っていたため、仕方がなく最後の気力を振り絞って職場から退勤します。その後もずっと不安は付きまとい、地域で火事の報道がないか確認を繰り返し、当然のように睡眠を十分取ることもできず、翌日休みであった私は朝一番に職場に電話をかけ、出勤していた当番医師に書籍が崩れてしまっていないかどうか、「巻き込み」の確認までしてしまいました。退勤一つで大騒動です。

なおこのとき、このようなピタゴラスイッチ的発火装置が、およそ現実的にあり得ないことは頭の片隅では分かっていました。にもかかわらず、私は本気で火事の心配をしていました。この時点で「認知のメタ認知」の機能は大きく低下していて、洞察が不良化していたのです。これにはストレスのピークで憔悴しきっていたという事情が大きく関わっていました。休息が不足していると、メタ認知の機能が回復せず、洞察が働かず、そのため冷静に物事を捉えることが困難です。「バカバカしさ」も感じづらくなり、「そんなことありえへんやろ」というツッコミを自分で入れられる余地もなくなります。

このようにして、私は京都の職場で1年かけて、「強迫の坂道」を転がり落ち、短い間に重症化させてしまったのでした。

新しい環境で少し症状が弱まる

――X＋1年4月から新しい職場に変わった。大阪に引っ越し、妻とも暮らし始めた。環境が変わることによる病状の改善を彼は期待したが、残念ながらそううまくはいかなかった。従来の強迫観念は、ほとんどそのまま新しい環境へ引き継がれた。奇妙なことに、新しい住居はマンションの高層階であったにもかかわらず、窓からの盗難に関する不安は変わらなかった。カギ・コンセント・火元などの外出前の確認儀式はほんの数日で定着し、仕事中の不安の内容も変わらなかった。ただしX＋1年3月のピーク時に比べると、少しばかり軽症化しているようだった。

新しい空間では、新しい条件付けが施されます。とはいえ、コンセントやガスコンロの構造は住居を移ったところでほとんど変わりませんし、強迫観念の内容も認知の歪みも変わっていない以上、新しい住居のドアのカギも、ガスコンロのスイッチも、各部屋に備え付けられたコンセントも、皆一瞬で仲良く強迫の対象に取り込まれてしまいました。

高層階の出窓から侵入するなんて、常識的にはスパイダーマンを除けば不可能です。しかし当時の私はそれすらも「可能性はゼロでは無い」と見做して、出窓のカギまで逐一確認していました。なぜこのような突飛な観念が正当化されてしまったのでしょう。

　その理由は、もはや完全に窓に関する認知が歪んでいたからです。窓は必ず出かけるときにカギを確認しなければならないという認知が、頭の中に完全に定着していたのです。ゆえに、理屈は後付けです。スパイダーマン（的存在）がいるかもしれないから窓を確認するのではありません。窓を確認しなければならないために、スパイダーマン（的存在）がいるかもしれない、というのが正しい論理の順序なのです。ちなみに、妻にスパイダーマン（的存在）の存在を否定されてもなお、私の歪んだ認知は変わりませんでした。

　そんな症状が続いていたとはいえ、ピーク時に比べると病状は少しマシになり、悪化の速度も緩んでいました。なぜでしょうか。その理由は三つほど考えられます。

　第一に、儀式がリセットされたこと。引っ越す前の儀式は、たとえば特定のコンセントは必ず抜く、電化製品は順番にぬくもりを確認した上で家具と距離を離す、といったふうに細かくルールが決まっていたのです。しかし新居ではそれらの配置が変わったため、儀式が一旦リセットされることになります。そこですかさず、かつての細かいルールの復活を（ある程度）抑えることに成功したわけです。条件付けの再形成を部分的に防いだ、とも言い換えられます。

　第二に、妻と同居を始めたこと。他者の目が入ることで、一人暮らしのときよりも安心が増えたのです。率直に言って心強かったですし、時々留守番を頼めたことも負担の軽減につながりました。加えて、妻の前で変な行動を取りたくない、心配をかけたくないという思いも、強迫行為の抑止につながりました。それまでの一人暮らしは強迫に「時間・空間・エネルギー」を与え放題で、悪い意味で自由でした。しかし妻と共に暮らせば、自分だけの自由な「空間」が良い意味で失われます。また妻と団欒したり家事をしたりと、「時間」も「エネルギー」も正しく健康的な生活へ注ぎやすくなります。さらに「妻のふり見て我がふり直せ」という感じで、妻を正しい行動のモデルとし（＝モデリング）、自分の中に取り込むことも可能となりました。

　ただし、家族に甘えられる状況は諸刃の剣です。「巻き込み」が容易い状況にあるからです。実際、私は何度も妻を確認に巻き込んでいます。「巻き込み」が病状の悪化や人間関係の悪化につながる危険性を、まがりなりにも精神科医である私は知っていたので、できるだけ抑えようと努めてはいました。が、徹底は全くできませんでした。幸い、当時の私の病状には、「巻き込み」によるデメリットより、同居によるメリットの方が大きかったようでした。

　第三の理由は、仕事の負担を上司に調節してもらったこともあり、ストレスによるダメージとその回復に釣り合いが取れるようになったこと。疲労が溜まり精神的に余裕がなくなると、その分「不安の炎」が燃え、要らぬ観念を引き込みやすくなります。しかも疲れれば「メタ認知の機能低下」により冷静な判断も難しくなりますから、ますますその勢いを止めることが難しくなります。「強迫の坂道」の勾配が急になり、悪循環がスピードアップします。当時の上司や同僚には頭が上がりませんが、仕事を減らしてもらうことで何とか余力を維持でき、悪化の傾向が緩やかになったのです。

「もう仕事は無理かもしれない」

――強迫症状が幾分弱まったおかげで、数カ月の間は耐え凌ぐことができた。しかし生活や仕事が苦しいことは変わらず、しかも症状は少しずつ確実に悪化していた。徐々に強まる苦痛により、精神的な限界が近付いてきていた。X＋1年11月に予定していた結婚式も危ぶまれる状態にあった。

「強迫の坂道」の勾配は緩やかになったとはいえ、そこを転げ落ちている事実は変わらず、事態は着実に悪い方向に向かっていました。

　医師としての仕事の中でも、薬剤を出し間違えていないか、副作用が生じていないか、説明が不足していないか、何度も繰り返し確認し、無数の細かな決断の一つ一つに100％の正確さを追求することで、強迫行為は増える一方でした。また血液感染に関する恐れも次第に強くなり、看護師が持つ採血の針はもちろんのこと、印鑑から滲む赤いインクにも恐怖するようになりました。

1回の通勤で溜まる疲労は、1回の山登りにも匹敵しました。しかも日を追うごとに山は高くなります。夏が過ぎる頃、私は限界を迎えつつありました。

ある日の晩、私が憔悴した顔で天井を見上げていると、横で妻が涙を流し始めました。なぜ泣いているのか尋ねると、「代わりに泣いてあげてるんや」と返され、このときようやく私は事態がかなり深刻であることに気付きました。もともと私は鈍い方ですが、余裕のなさから一層周りが見えていなかったようです。

この職場での勤務は1年間、つまり3月までの予定であり、その前の11月には結婚式を挙げる予定がありました。妻には「もう仕事は無理かもしれない」と伝えたものの、せめて結婚式まではもたせたいと思っていました。

薬物治療を開始

――困り果てた彼は職場の上司（精神科医）に相談し、パロキセチンの内服を始めた。薬物の効果は徐々に認められるようになり、最終的に最大用量まで増やした頃には、比較的仕事のストレスが減っていることを実感できた。それにより、無事に結婚式を終えることもできた。しかし、それでも一定程度の症状は残り続け、不安定な病状は続いた。

私は上司に相談し、薬物療法を開始することを決めました。パロキセチンは強迫症の標準的な治療薬であるＳＳＲＩの一つです。内服を始め、セオリー通りに少しずつ飲む量を増やしていったところ、それに伴い不安の強さが下がっていくのを実感しました。率直に言って驚きました。自分は普段から患者に同じ薬を処方しておきながら、なぜそれまで服用を躊躇していたのでしょう。こんなことならもっと早く飲んでおけばよかったと後悔したものです。

さて、ここで注意しなければいけません。第三章で強調したように、薬物はあくまで治療のサポートです。不安の〝量〟は減らせても、誤った認知や条件付けといった〝質〟は変えられません。当時の私はそのことを分かっていませんでした。そして実際、私の症状の改善は限定的でした。薬に加えて絶対に必要な治療――ＣＢＴが欠けていたのです。

薬は飲みこそすれ、治療の戦略を全く考慮しなかった私は、すぐに治療の限界を迎えました。強迫症状はくすぶった炎のように残り続けます。薬物療法によって「強迫の坂道」の途中で一時的に踏ん張れたものの、いつまた転げ落ちるか分からない、危うい状態です。

ただ、上司も私の結婚式が近いことは知っており、ものすごく私に気を使ってくれました。

そのおかげで心身を保つことができ、幸い無事に結婚式を迎えることができました。彼には生涯頭が上がりません。

――その後、ときに甚大な不安に襲われ、強烈な葛藤に苛まれることもあった。それでも、その都度〝殺す勢い〟で葛藤を処理することで、何とか残り数カ月間の仕事をこなした。最終的には当初の予定通り、1年間の勤務を終えることができた。

薬によって平均的には不安が和らいだとはいえ、局地的な「不安の嵐」は相当のものでした。自分の小さな判断が患者の死に直結しているように感じられ、患者を文字通り〝殺す勢い〟がなければ何も診察ができないこともありました。酷いときには、ありふれた風邪薬を処方するだけでも「この患者は副作用で死ぬかもしれない」と不安になることもありました。

〝殺す勢い〟などと物騒な表現をしましたが、無論、自分の患者が死んでもよいと考えていたわけではありません。「死ぬかもしれない」と同時に「死ぬわけがない」ことも重々承知していたのですから。これは強迫症特有の不合理性です。前者の不安に対し、ギリギリで後者のメタ認知を機能させた結果です。この冷静な判断に従って正しく行動するためには、前者の不安を振り切る必要があります。それが〝殺す勢い〟であり、人生をなげうつ覚悟でもありました。

何度患者に対して「あなたはこの風邪薬を飲んだら死ぬかもしれないけど、それでもよいか」と口に出しかけ、ギリギリで飲み込んだことか。

当然ながら私の不合理な不安は現実化せず、何とか無事に3月を迎えることができました。今振り返っても、〝殺す勢い〟は正解でした。もし不安に負けた行動を取っていたら、途中で強迫は一層重症化し、ますます身動きが取れなくなっていたでしょう。

再び燃え上がる「不安の炎」

——X＋2年4月。彼は母校の大学院に入学し、一時的に臨床現場から距離を置くことにした。とはいえ稼業は必要なので、一般臨床とは少々異なる形の仕事を週に2、3回程度、非常勤で行うことにした。これから仕事のストレスが減ることで強迫症状は自然に良くなるだろうと判断し、薬物の内服も中止した。ところが、ストレスが減ったにもかかわらず、春から夏になっても症状が良くなる兆しが見えなかった。

大学院生になり、気分一新です。臨床からは離れ、非常勤の仕事も負担の少ないものを選び、時間的な余裕も十二分にできました。けれども症状は良くなりません。

考えてみればこれは当然です。原因となったストレスを取り除くだけでは、進行した強迫症が治ることは通常望めません。せいぜい、多少の不安の〝量〟が減る程度であり、放っておいたって歪んだ認知は変わりはしないのです。同じ条件に置かれれば、同じ強迫行為が繰り返されるだけです。

しかも治療戦略に照らし合わせれば、鉄則一『時間・空間・エネルギーを与えるな』に決定的に違反しています。不用意に時間的な余裕を作ると、その時間は強迫に奪われてしまいます。ここで有意義な学生生活に勤しんでいればともかく、率直に言って私は怠惰な日々を送り、時間を余らせてしまいました。

さらに悪いことに、私は薬まで止めてしまったのです。もはや良くなる要素はありません。後述するように、薬の中止の効果は時間差で現れます。徐々に首が締まりつつある状況に私は気付かず、あまりに楽観的でした。

――夏に入った頃、急速に症状が悪化し始めた。大学院の研究室でも、強迫観念がしばしば浮かび、楽に過ごせる空間が狭まってきていた。加害恐怖も勢いを増しており、たとえば駅のホームには相当な不安を感じ、電車の利用自体が莫大なストレス因になっていた。

治療薬であるＳＳＲＩは、服用を中止してもすぐに効果が抜けるわけではありません。数週間以上効果が残ることも稀ならずあります。４月に服用を止めた私の場合は、夏頃に完全に薬の効果が抜け切ったのでしょう。それまで薬である程度抑えられていた「不安の炎」は、そのタイミングで一挙に燃え上がりました。

強迫は大学院の研究室という、新たな空間に侵入してきました。電源コードを踏むと火事になるかもしれない、研究被験者の個人情報を漏洩してしまうかもしれない、など、様々な強迫観念が頭に浮かんできました。それらの不安に従った行動を取れば、ますます強迫症状が強化されます。結果、研究室全体が強迫症状の特盛り空間と化しました。こうなると、研究室に足を向けること自体が非常にストレスになります。

さらに困ったのが、駅のホームです。気付かないうちに他人にぶつかり線路に落としてしまったかもしれない、という典型的な加害恐怖です。これが極めて苦痛でした。何せ、電車に乗り降りする度に、自分が殺人犯となる恐怖と戦わねばならないのです。ホームを離れる前には線路に人が落ちていないか確認し、それでも自信がなければ次の電車を待ちます。もし人が落ちていたら、必ず事故になって分かるはずだからです。ときには、改札を出た後も不安が消えず、人身事故や電車の遅延のニュースを入念にチェックしました。自分が人を殺していないという保証を得るために。

釣りがきっかけで症状が爆発

――そして〝とどめ〟を刺されたのが、X＋2年9月に研究室のメンバーで行った釣りであった。そこで大打撃を受け、強烈な不安が湧き上がるようになった結果、身の回りの様々なものが不安に結びつくようになり、強迫症状は著明に悪化した。また、従来の《確認系》の症状に加え、《汚染／洗浄系》の症状も少しずつ現れ始めた。

まさか釣りが牙を剝くとは思っていませんでした。実はこのときが私の人生初めての釣り（しかも船の上の沖釣り）で、すっかり〝針〟のことを失念していたのです。私の強迫観念の中では、針といえば血液感染です。それもＨＩＶか肝炎ウイルスです。それまでは職場の病院の中ですら徹底的に距離を取っていた針を、何の精神的準備もなく、突然触るハメになりました。激烈な不安でした。釣りの間ずっと、私の頭のどこかが熱を帯び、不安が暴走するのを感じていました。一緒に行ったメンバーには申し訳ないのですが、そこら中に散らばっている針を介して、彼らが隠し持っている（かもしれない）感染症が自分にうつってしまうのではないかという不安に脅かされてしまったのです。ついでに、私のカバンに落とされた海鳥のフンからも、謎のウイルスに感染するのではないかという不安が湧き起こりました。

限界状態で帰宅した私は、着ていた衣服全てが血液やフンで汚染されている感覚を拭い去れず、それは洗濯した後も変わりませんでした。強烈な不安に従い、それらの服は捨てました。数日経つと、関係ないはずの他の衣服も、ひょっとしてあの釣りの日に持っていったのではないかと不安になり、追加でそれらの服も捨てました。

この出来事を境に、不安が爆発しました。周りの様々なものが、次々と自分の不安の文脈の中に取り込まれていきます。

たとえば道を歩けば、何か物を落としてしまったかもしれない、駐輪している自転車を倒してしまったかもしれない、その結果、連鎖的に交通事故が起こるかもしれない、と不安になる。何かに当たった感触などなくても、自分の知覚や記憶を信じることができず、数歩ごとに振り返って目視し、ときには引き返して何度も確認する。どう見ても自転車は止まっているのに、実は少しずつ倒れている最中なのではないかと考えて、じーっと見つめ続ける。意識は常に全力の集中モードで、少し歩くだけでものすごいエネルギーが必要でした。側《はた》から見れば挙動不審だったでしょう。しかし体面を考える余裕など、そのときの私には全くありませんでした。だって、ちゃんと確認しないと、自分のせいで凄惨な交通事故が起こって大量の死者が出るかもしれないのですから。

また、鳥のフンに関する認知も歪んでしまったため、外に出たら知らぬ間に髪の毛に鳥のフンが付着し、謎のウイルスに感染するかもしれない、という不安から、帰宅したらすぐにシャワーを浴びるという儀式も定着してしまいました。《汚染／洗浄系》の症状の萌芽と言えます。かような一連の症状の爆発により、近所のコンビニに行くことすら苦行に成り果てました。

主治医との出会い

——大学院への通学すら苦しくなった彼は、休学を打診しようと教授のもとまで相談に行った。強迫症がこのような感じで悪化していて、家で養生したいのです、と。しかし、知らぬ間に彼の強迫症が重症化していることを知った教授は、専門家による治療を受けるべきだと彼を諭した。そこで彼は、兵庫医科大学病院の精神科（精神科神経科）を受診することになった。

私は教授に相談するまで、三つの誤謬に気付きませんでした。

第一に、この期に及んで、休息のみで自然に強迫は良くなると思い込んでいたこと。このときまで私をずっと支配していたのは、間違った病気の原因論です。ストレスが原因だから、そのストレスを解消すれば良くなるだろうという、決定的な勘違い。どうか皆さんには、私と同じ勘違いは避けて欲しいと思います。

第二に、安易に家に引きこもろうとしたこと。これは治療的禁忌です。戦略的に休息するならともかく、無策で引きこもれば家の空間内で必ず強迫症状が増えます。外に出ることも余計に怖くなる上、狭い空間で家族を巻き込み、生活能力も削られる。百害あって一利なしです。しかも私は、半ば無意識的にそれを希望していたのです。今振り返れば、まるで強迫に自分を乗っ取られたかのような行動でした。

第三に、障害の軽視です。今思えば地獄と形容してよいほどの強い苦しみを味わっていながら、同時にそれを当然の苦しみとして享受していたのです。これは強迫にどっぷり浸かりすぎ、洞察が不良化したために生じた誤認です。ゆえに、他人から強く指摘されない限り、治療を受ける動機がなかなか高まりません。おそらく、このときの私と似たような認識で強迫の治療を受け入れない方が、世に大勢おられるだろうと推測します。

さて、既に述べているように強迫症の専門家は少なく、母校の京都大学でも見当たりませんでした。そこで、餅は餅屋ということで、強迫症の専門として有名な兵庫医科大学病院（以下、兵庫医大）で診てもらうことになりました。幸い、自宅からも近かったのです。

——X＋2年10月、彼は兵庫医大を受診し、筆者（松永）が主治医となった。はじめの診察で、彼はいくつかの説明を受けた。「重症」「ただし入院は要さない」「薬剤をしっかり内服すること」「仕事と研究は当面休んでエネルギーの回復に努めること」。しっかり休養が取れた後に、CBT（認知行動療法）が導入される予定になった。

この診察で一気に肩の力が抜け、安堵したことを覚えています。なぜなら、私の断片的な説明で即座に病気の全体像が把握され、なおかつ具体的な指針が与えられたからです。

それまでの私は不安に翻弄され、闇雲に選ぶ行動のほぼ全てが悪い結果につながっていました。もはや何が正解なのか、さっぱり分からない。そんな折に、他者（主治医）から回復に続く正解の道を提示されたのです。それは登山の遭難者が、救助隊に「よく頑張った、もう大丈夫だ」と手を差し伸べられることに近く、心強い安心感を覚えたのです。受診に付き添ってくれた妻もだいぶ安心したようでした。「よかったよかった」と二人で言いながら病院を後にしました。なお、この主治医が著者の松永です。この診察の約4年後に本書の共同執筆を始めることになります。

休養生活からCBTへ

——診療後、彼は内服を再開し、24時間を家で過ごす休養生活に入った。寝る、食べる、本を読む、ゲームをする、という生活を送り、さほど不安に振り回されることなく過ごすことができた。

第三章の治療戦略のSTEP1に当たります。不安でオーバーヒートした頭を冷ますかのごとく、休養によって冷静さを取り戻します。これは部分的に成功した一方、次で述べるように失敗もしました。実は読書とゲームはあまりよくありません。脳の疲労に関わるためです。私はもっと徹底的に脳を休めるべきでした。

——数回目の受診のとき、主治医は体調不良で休診しており、代診の医師による薬の処方だけ受けて帰宅した。その後、次の受診までの2週間で、自宅の空間内に多くの強迫症状が出現し、生活が非常に苦しくなってしまった。

トラブルです。その理由ははっきりしています。休養が（読書やゲームのせいで）中途半端かつ少々長すぎたのです。このタイミングで主治医が休診していたのも不運でした。

それまでの私は、一歩外に出れば強迫に支配される一方、自宅の中にいる限りは安心して過ごせていました。しかし、それは定期的に外出していたからこそ保てていた安心に過ぎません。

自宅で無為に過ごしていれば、必ずそこに強迫は侵入してきます。これは繰り返し述べている、強迫症の厄介な特性です。ご多分に漏れず、私の身にもその特性が牙を剝き、様々な強迫症状が新たに出現しました。

　たとえば洗い物です。妻は仕事に出ているのですから、せめて家事をやらねば、ということで私は食器洗いを担当していました。そこに強迫が入り込みました。「洗剤の泡が飛び散る↓干している食器に付着する↓食事の際に洗剤も胃に入る↓胃に穴が空く↓私か妻が死ぬかもしれない」という強迫観念です。こうなると、泡が飛ばぬように超集中。もし飛んだ気がしたら全部洗い直しです。ヘトヘトになった私は、洗い物を回避するようになり、結局妻に頼むようになりました。

　他には赤いものです。血液を疑わせるどころか、どう見ても血液ではないものにまで不安を覚えるようになってしまいました。タオルや布の赤い模様はもちろん、特に困ったのが、とある漫画です。白い表紙の1巻を読み終えて赤い表紙の2巻を手に取ったところ、言い知れぬ不安が湧き上がってきました。内容がエログロ寄りで、大量の血《ち》飛沫《しぶき》・内臓・注射器が描写されていたのも良くなかったのでしょう。絶対に血液ではないと分かっているはずなのに、どうしてもその表紙を触ると気持ち悪くて、リラックスして漫画を楽しむどころではなくなってしまいました。妻からは「休息するために漫画を読んでいたくせに、その漫画でストレスを溜めるとはいかがなものか。大体、なぜわざわざそんな内容の漫画を読むのか」という旨の説諭を受けました（一応断っておきますが、健康なときには好きだった、非常に面白い漫画です）。

馴染みのない症状も出現しました。本のページをめくったとき、これはちゃんと次のページだろうか、間違って2枚めくっていないだろうか、という不安です。しかし、仮にページを飛ばして読んだところで、どんな悪いことが起こるというのでしょう。そこには具体的な不安の内容（観念）がほとんどありませんでした。

他にも、薬剤を包装するアルミが怖くて（誤って胃に入ると死ぬかもしれない）、数錠飲むだけで30分以上かかったりと、それはもうたいへんでした。キリがないのでこれ以上は書きませんが、このような症状が一斉に開花したことで、自宅の中ですら行動が縛られていったのです。

今、主治医（松永）が振り返るに、もし休診していなければ、もっと徹底的に脳を休めることを指示していたでしょう。「読書とゲームをやめてもっと寝なさい」と。しかし、タイミングを逸しました。結局、休養の期間も長引いてしまったため、次の診察で別の手を打つことになります。

――次の診察で復活した主治医は、行動範囲の拡大を指示した。ただし「動いたら絶対に疲れるので、必ずその分は休む」というふうに、休養を主体とする方針は継続された。指示に従い、久しぶりに散歩してみると、やはり従来の強迫観念は生じた。帰宅しても、大事故が起こるかもしれない、と不安になって確認に戻ることもしばしばだった。このような30分程度の外出でも、毎日帰宅時にはヘトヘトである。一方で、自宅内に新たな強迫観念が出現することはなくなった。

第三章の治療戦略のＳＴＥＰ２に入ります。家から外に出ることは、自分の認知する空間を広げることを意味します。すると、空間に対する不安の〝密度〟が下がるのです。自宅内ですごい勢いで増えていた強迫症状も、それ以上増えることはなくなりました。

とはいえ、外はやはり不安です。引きこもりからの脱却で解放感があるとはいえ、やはり色々な症状が出て、不安に振り回されます。苦行です。何の目的もなく散歩しても、しんどくて続きません。その対策のため、近所の美味しいランチを食べに行ったりして、意図的に楽しむことに努めました。それは功を奏し、さほどストレスを感じることなく、毎日の外出を続けることができました。

なお、中途半端な休養だったとはいえ、エネルギーはある程度回復できていました。もはや洞察によって強迫症状の不合理性を認識でき、それにより不安に対抗する余力があります。これまでは強迫に追い込まれる一方でしたが、これからは逆に強迫を追い込むのです。いよいよ本格的に認知行動療法（CBT）を導入し、反撃を開始します。

強迫症状を段階的に攻略

——X＋2年12月。主治医の診察と並行し、臨床心理士による面接が導入された。作成した「不安階層表」に沿って毎回の宿題（CBTの課題）を決め、その成功や失敗、あるいは生活上のイベントを振り返る、というのが臨床心理士との基本的な枠組みであった。
　同時に、主治医から三つの鉄則を教えられた。『時間・空間・エネルギーを与えるな』『逃げない・繰り返さない・巻き込まない＋ググらない』『2回ルール』。これらを念頭に置きつつ、CBTを進めていった。治療の進行が遅い時期には、薬剤の増強療法も試みられた。

　兵庫医大には専門の臨床心理士がいて、はじめのうちは60分、慣れてきてからは30分の面接が続けられました。そこでは主治医の診察とは別に、より細やかで具体的なCBTの計画が立てられました。ざっくり言えば、主治医からは総論的な、臨床心理士からは各論的な指針が立てられたのです。セオリー通り「不安階層表」を作り、不安の弱い強迫症状から攻めていくことになりました。この辺りは、第三章の治療戦略のSTEP3〜5に当たります。具体的な内容を順に記していきましょう。

鳥のフン

最初の宿題は、「帰宅時のシャワー」でした。帰宅時に鳥のフンが髪の毛に付いている気がしても（暴露）、少なくとも1時間は髪の毛を洗ってはいけない（反応妨害）、という課題です。気持ち悪くても言われたとおりにやるしかありません。それしか治す方法はないのです。よって、帰宅後即、ソファーに倒れ込み、1時間は動かないという戦法を取りました。やってみると意外にできるもので、1時間と言わずとも、次第にどうでもよくなり、数日程度で鳥のフンを気にすることはなくなりました。大体、既にソファーも〝汚染〟されているのです。髪を洗ったところで何も変わらない、と冷静に考える（メタ認知を機能させる）ことで、行動を抑えることができました。

薬を包むアルミ、赤いもの

続いて、「薬を包むアルミ」や「赤いもの」のCBTを行いました。薬は表裏を『2回』ひっくり返して確認したら口に入れる。赤いものにも意図的に触り（暴露）、手を洗わない（反応妨害）。こういうものは前のめりでやるのがコツです。自ら進んで不安に暴露しに行けば、意外と順調に事が運ぶようです。その甲斐があって、家の中の自由度が高まりました。

施錠、ガス、コンセント

その次は、施錠やガス、コンセントといった、家を空けることがトリガーとなる強迫です。昼間にＣＢＴタイムを設定し、何十回もしていたこれらの確認を『２回ルール』で抑えて外に出ます。当然、頭の中には警報が鳴り響きます。本当に火事になるかもしれないんだぞ、戻れ、と。しかし仕方がありません。やるしかないのです。所定の時間が経過するまで、絶対に戻ってはいけない……。継続は力です。次第に『２回』の確認で不安を感じないようになりました。

自転車

少しずつ外出時間を増やします。臨床心理士からは、次は「駐輪中の自転車」に接近せよ、という指示を受けました。そんなことをしたら、自転車が車道に倒れてしまい、通りかかった車がその自転車を撥ね飛ばし、通りすがりの人のボディに直撃し、内臓が破裂して死んでしまい、私は一生罪を償わなければいけなくなるではありませんか。しかし仕方がありません。メタ認知を機能させた私は、さすがにこの観念は〝バカバカしい〟と分かっています。やるしかないのです。

なお、それまでの私は数メートル離れた自転車にさえ、先の不安を感じていました。まさに物理学をも凌駕する認知の歪みです。しかもこの認知、自転車限定なのです。道端の看板や三角コーンなどの似たような対象物には、特に不安を感じません。自転車だけに強烈にこびりついた条件付けであり、そこには合理性が全くないのです。

私はCBTの要領がだんだん分かってきていました。結局は行動を変えることで、誤った条件付けを〝ぶった斬る〟しかないのだと。覚悟を決めた私は、無数の自転車に接近し続けました。「何かあれば分かる、何かあれば分かる」とぶつぶつ呟きながら、なるべく振り返らずに——振り返ったとしても2回に抑えて——帰宅します。やはり強烈な葛藤が生じました。今すぐ確認に戻りたくてたまらない、本当にこれで人が死ぬ気がする。けれども現場に戻ってはいけない。昼間に生じた不安が日没後まで続くこともザラで、それは苦行そのものでしたが、繰り返していくうち、だんだん不安の量も減ってきました。自転車に食い込んでいた条件付けが次第に解除されていくのを感じました。

駅のホーム

「駅のホーム」は最悪の存在でした。死があまりに近すぎるのです。ホームの上で、気付かず他人にぶつかり、線路に落とし、そこを電車が通過する。Yahoo!ニュースの字面が浮かびます――〝精神科医、線路に人を突き落とし、その場を立ち去る〟。

「どうして世間の人々は、あんなに危険な駅のホームを悠然と利用しているのだろう？」と、当時の私は心底不思議に思っていました。通勤ラッシュでひしめき合う中、ほんの1メートル先の線路に足をすべらすだけで、死を迎えてしまうというのに。でも今ならその理由は分かります。死など、日常と隣り合わせだからです。駅のホームでなくとも世界は危険で溢れており、いちいち危険を恐れていては生活を営めないからです。多くの人にとってこのことは常識であり、強迫によって認知が歪んだ私は、いつの間にかその常識から離れてしまっていました。

私は歪んだ認知を正すべく、近所の駅に通い詰めます。が、不安が強烈すぎるがゆえに、ＣＢＴの進みが少々滞りました。我慢できず、つい次の電車が通過するのを待って事故が起こらないことを確認したり、そうでなくとも、つい何度もホームを振り返ったりしてしまいました。

そこで、主治医から薬の調整が少々なされました。それにより薬の「抗不安」の力が増強され、ＣＢＴはまたスムーズに進行しました。サポートとはいえ、薬の重要性を改めて実感したものです。さほど不安なく駅を利用できるようになったため、行動範囲をさらに拡大できました。ようやく梅田でランチができます。

妻への巻き込み対策

はじめのうちは、鉄則二の中の『巻き込まない』の徹底が難しく、不安を我慢できずに妻に「保証の要求」をしてしまうことがしばしばありました。「コンセントは燃えないよね？」「人間をホームに落としていないだろうか？」等々。CBTを開始するまで日常的にしていた巻き込みを、いきなりゼロにすることは困難でした。

この点、妻の協力が非常に助けになりました。主治医から対応を学んでいたのです。私がときに口にする質問が病的な「保証の要求」であることを毎回見抜き、冷静に対処してくれました。たとえば「大丈夫！　はいおわり」というふうな返答で一定の強さの〝安心量〟だけを提供した後は、決してそれ以上の返答をしません。私もそれが分かっているから、それ以上「保証の要求」をしません。この対応は功を奏し、巻き込みを徐々に減らすことができました。

他にも妻からのサポートを沢山受けました。当初は私ひとりで通院することが困難だったこともありますが、それ以降も妻はほぼ全ての診察に仕事を休んで付き添ってくれました。そこで主治医の語る助言を私と共に聞き、理解を深めてくれたことは、単なる精神的な頼もしさ以上に、極めて実際的な治療上のサポートにつながりました。

たとえば一緒に外出したとき、つい私が自転車を（確認のために）振り返りそうになると、「振り向いたらシバく」と凄んでもらったりしました。半ば冗談な対応ですが、これは今考えると「プロンプティング」と呼ばれるＣＢＴの技法（第五章で詳述）に近いことをやっています。実際、主治医（松永）も、与えた指示に対する妻の理解や対応を高く評価しています。いわば強迫症治療の〝トレーナー〟としての役割（第七章で詳述）を、妻は果たしてくれました。

その他のＣＢＴ

他にも色々と取り組みました。血液の怖さに対しては、コンビニのレジの店員の指をわざと注目したり（よく見ると絆創膏を貼っている方が時々います）、診察の際に特別に用意してもらった「採血針を捨てる箱」の中をベタベタ触ったりしました。

宿題として取り上げなかったような細々とした不安にも対応する必要がありました。たとえば、ＡＴＭでキャッシュカードを取り忘れていないか（財布の中を何度も確認してしまう）、入浴時に髪の毛を洗い忘れた気がする（髪の毛を２回以上洗ってしまう）、エレベーターのドアに人間を挟んでしまった気がする（その階に戻る）といった不安です。対応に困れば診察の際に相談して助言を求めますが、基本的には鉄則二の中の『繰り返さない』と鉄則三『２回ルール』を念頭に、現場でその都度処理に努めました。

4カ月間のCBTの総括

ＣＢＴを開始し、約４カ月で生活空間の自由度は飛躍的に高まりました。重症度を考えると、これはだいぶテンポが良い方でしょう。ＣＢＴのコツは〝勝ち癖をつける〟ことだと第三章で説明しました。幸い私はそれが割とできていたようです。適切な足場を見つけながら、勢いを付けて崖を登っていけたのです。

また、このようなＣＢＴを繰り返すうちに、だんだん自分の中で「これはやるべき、これはやってはいけない」という行動の正しい選択肢が見えてきました。これは強迫症に対するメタ認知の向上を意味します。すると、応用が利きやすくなるので、突発的に起こる不安のトラブルも処理しやすくなり、良い循環が生まれます。

この４カ月は全く仕事も研究もしておらず、ＣＢＴに全力でエネルギーを費やしていた時期でした。それは主治医からの指示だったわけですが、実際それは適正な判断でした。不安に耐えるだけでものすごい疲労が溜まり、1日の睡眠時間は12時間を超えることも度々ありました。それでようやく疲労と回復の釣り合いが取れるのです。仕事をする余裕はありません。

ただ、それも「駅のホーム」を攻略した辺りから、余裕が出始めました。「不安の炎」も落ち着きつつあります。一方で家計は火の車です。そろそろ非常勤の再開も可能だろうと判断され、春から復帰することになりました。

仕事を再開

――X＋3年4月。ある程度症状が回復し、生活に余裕も出てきたため、非常勤の仕事を再開することになった。主治医と相談しつつ、少しずつ仕事の負荷を増やし、その都度CBTを進めていった。夏が過ぎ、秋になる頃には、治療前に比べて90％以上の改善を自覚していた。薬の量を少しずつ減らし、臨床心理士との面接も終了とした。

第三章の治療戦略のSTEP6を実行しています。仕事を始めることで、無駄な時間を減らし、行動する空間を広げ、さらにCBTを推し進め、お金を稼ぐこともできます。

仕事中のCBTは、日常生活のそれとは少しだけ趣が異なりました。一番大きいのは他人の目があることです。強迫行為を見られたくない、というのは苦痛に感じる一方で、実際にはその苦痛が行動のストッパーとして有効に働きます。ゆえに享受すべき苦痛と言えます。なお、ここで同僚を確認に巻き込まないように心がける必要がありました。

他はやることは同じです。職場で現れる不安に対しても、鉄則を意識しつつ、〝いつものやり方〟でCBTを進めるだけです。CBTが進めば不安が減る。不安が減ると余力が生まれる。

すると仕事量も増やせます。

仕事を再開して3カ月くらいでしょうか、夏には強迫症状を感じる機会が明らかに減っていました。臨床心理士との面接では課題を探すのに苦労するくらいでした。秋になる頃には、90％以上の回復を実感しました。時折軽度の不安が現れる程度で、それに振り回されることはほぼありません。薬の減量も試していきましたが、特に症状の悪化もなく、臨床心理士との面接も終了しました。大学院の研究室にも顔を出せるようになりました。

私は強迫症に「勝った」と思いました。

症状再燃、CBTやり直し

――X＋4年4月、仕事をさらに増やした。もう強迫に困ることはなく、順調に経過していた。しかし、彼は油断していた。その年の秋頃、妻が体調を崩した際に強く不安になり、その不安を解消する行動を繰り返してしまった。これを境に再び「不安の炎」が強く燃え、かつての強迫症状が復活した。

油断はいけません。そのくらい心得ていたつもりでした。けれども私は自分の行動を「正当」なものと思い込み、それが強迫の再燃につながる不安解消行動と気付けなかったのです。

　実際に私の取った行動とは、妻の病気のリスクを見極めるという大義名分の下、医学論文を不安に追い立てられて調べまくったことでした。一見、正当な行動にも思えます。が、全くダメです。これは鉄則二の中の『ググらない』に抵触しています。不安を徹底して解消しようとする行為であれば、それはGoogleだろうと論文検索だろうと同じことです。第一、論文とはいえ質は玉石混淆、しかも内科の論文の質を見分ける能力は、精神科医である私にはありません。「このようなリスクは否定できない」といった記述を見つければ一層不安になり、その不安を解消すべくまた論文を漁り、ドツボにハマってしまいました。

　もし正当な行為に抑えようとするならば、限界設定をすべきでした。妻の主治医の言うことだけを信じる、あるいは自分が信頼する医師に尋ねる。それくらいが限界でしょう。そのような限界を設けずにひとりで突っ走ったのが非常にまずかったのです。

　この出来事は、期間にして約1週間。気付いたときには強迫のサイクルが回転し、「不安の炎」は強く燃えていました。「やってしまった」と思いましたが、時既に遅し。排除したはずの強迫観念が再び頭に浮かぶようになっていました（なお、結果的に妻の病気は全く問題ありませんでした）。

——彼はすぐに不安再燃を主治医に報告し、薬が再び増量された。が、以前のように強力な効果は感じられなかった。なんにせよ、鉄則二『逃げない・繰り返さない・巻き込まない＋ググらない』を徹底するよう、主治医より改めて指導され、ＣＢＴをやり直すことになった。

復活した強迫観念は、以前とほとんど同じ内容でした。再び駐輪自転車に不安を感じたときには、「お前、生きていたのか……」と天を仰いだものです。ＣＢＴにより条件付けを解除したつもりでしたが、どうやら完全ではなかったようです。つい耐えきれず、何度も振り返って確認をしてしまいました。無論、これは絶対にダメな行為で、ますます症状は悪化します。

というわけで、治療のやり直しです。ひとまず薬を以前とほぼ同じ量に戻しました。それにより以前のような抗不安効果を期待しました——が、効果をあまり実感できません。無いよりはマシといった程度の印象です。なぜ前回と今回で効果の感じ方に違いが出たのでしょうか？

これは推測ですが、前回の私は勢いよくＣＢＴを進めて強迫を追い詰めていたのと対照的に、今回は強迫側に押され、守りの様相を呈したからだと考えられます。これは精神論寄りの推測ながらもおそらく正しく、薬物とはあくまでサポートの役割であることが改めて示唆されます。治療に前向きな姿勢であれば強い味方となる一方、及び腰であれば効果は半減するも同然です。

こういうときにはもう一度「強迫を治す」という覚悟を決め、勢いを付けねばなりません。

〝勝ち癖〟が重要というのはそういうことです。加えて言えば、薬が効こうが効くまいが、結局やることは何も変わりません。行動を制御するのみです。

幸い、今回は全ての症状がぶり返したわけではありません。前回が重症とすれば今回は中等症程度です。仕事も続けていますし、CBTの要領も心得ています。臨床心理士との面談も、不安階層表の作成も必要ありません。鉄則二の中の『逃げない・繰り返さない』を淡々と実行し、再形成された条件付けを解除することに努めました。その結果、2～3カ月程度で症状は落ち着きました。

完璧を求めることを諦める

――症状が落ち着いたところで、今回の再燃を反省したところ、いまだ彼の中の二分思考が根強いことが分かった。よって、その思考の癖を修正することを目標の一つに据えた。

再燃の直接の原因は、妻の病気の件で『ググらない』を破ったことでした。それは厳に注意すべき行動規範である一方、「ググる」に夢中になった遠因を考えてみれば、どうも私の二分思考に端を発していたことが分かります。要するに、自分は〝完璧〟を求めていたわけです。

悪いことが１００％起こらない保証を、私は心のどこかで渇望していました。

ここで第三章の治療戦略のＳＴＥＰ７に取り組む必要があります。いや、本当は再燃する前にもっと意識するべきでした。この世の曖昧さを受け入れ、諸行無常に心を委ねねばなりません。完璧を求めることは諦める。仕方がないときは、仕方がない。

そう自分に言い聞かせ続け、当時から２年以上経った今では、だいぶ「まぁいいか」と思う頻度は増えているように思います。

――再燃が収まって以降、病気のメタ認知は強化された。そのときのコンディション次第で強迫観念が浮かぶことはあるものの、強迫行為に至らないように鉄則を順守している。本書刊行時点で再燃の兆しはない。

今でも従来の強迫観念が頭に浮かぶことはあります。路上の自転車や、電化製品のコード。睡眠が足りていないときや、ストレスが溜まっているときには、やはり不安を感じやすく、強迫が悪化するチャンスはいくらでもあると言えます。

しかし、私はもう悪化することはないでしょう。少なくとも、もう重症化することはありません。仮に油断して症状が揺れたとしても、それ以上悪くなる前にＣＢＴを叩き込むからです。

こう自信を持って言えるのは、強迫症の悪化のメカニズムも、治療の戦略も十分に理解している自負があるからです。言い換えると、どの行動が症状悪化につながり、どの行動が症状改善につながるのかを重々承知している。これが治療戦略のＳＴＥＰ８に当たる、ＬＥＶＥＬ２のメタ認知――すなわち「病気のメタ認知」の獲得です。

防衛線は他にもあります。自分だけでなく、家族や主治医にも相談できるようにしておくことです。何らかのきっかけで不安が爆発することは今後もあり得ます。その際に信頼できる他者から客観的に正しい行動を教示してもらうことは、行動の安定化に一層寄与することでしょう。

一つのモデルケースとして

私の強迫は発症から約２年間かけて重症化し、ＣＢＴの開始から約２年間かけて改善し、安定しました。これはかなりスムーズな方です。同じくらいの重症度であれば、治療にこの数倍の年月がかかることもあります。

実際、私は環境にかなり恵まれていました。私自身が精神科医であることは大きなアドバンテージだったでしょうし、主治医が本邦の強迫症治療の第一人者であったこともそうです。妻が病気の深い理解者であったことも無視できません。妻が第二の主治医と言ってよいくらいの役割を果たしてくれたことに、私は大いに感謝しなければいけません。

ただし、私のケースを単に「恵まれた症例」として片付けるわけには参りません。これがたとえば他の重病で、当代最高の治療薬ないし百戦錬磨の外科医の腕をもってしても治癒は五分五分である、となれば話は別です。この場合、奇跡的に回復すれば、幸運の享受者と呼ぶことにやぶさかではありません。

しかしながら、強迫症はそこまで運が左右する病気ではありません。なぜなら、誰でも平等に手に入れることができる「知識」こそが最強の処方箋だからです。「知識」こそが正しい行動選択を促し、CBTを推進させるからです。私自身が精神科医だったことをアドバンテージとするならば、裏を返せば病気の理解が深ければ深いほど、病気は治りやすいと言えます。主治医との巡り合わせは確かに幸運でしたが、その治療技術は明文化できる限り、本書に書き記したつもりです。

私の希望は、これが一種のモデルケースと捉えられることです。これによって世の強迫症治療が進展すれば、これほど嬉しいことはありません。

ところで、私の症状の中核は、典型的な《確認系》でした。それゆえ、私のケースだけでは《汚染／洗浄系》や《ピッタリ系》の解説が足りません。次の章ではそれらを含めた様々な強迫症の例とその対応方法をご紹介したいと思います。

第五章　その他の強迫症例

本章では《確認系》以外のタイプについて、具体的な症例を通じて解説していきます。ただし私の例とは異なり、当然ながらプライバシーの問題が生じます。ですから複数の実例を参考にして、架空の症例として仕立て直しています。

1 《汚染／洗浄系》の症例と解説・入院治療、2 《ピッタリ系》の症例と解説、3 児童の症例と解説、4 魔術的思考の解説、以上の構成で進めていきます（なお便宜上、入院治療に関して《汚染／洗浄系》の解説に続ける形で記していますが、実際は様々なタイプに適用可能であることにご留意ください）。

1 汚染／洗浄系

症例——春子さん33歳

春子さんは33歳のときに筆者（松永）の外来を受診しました。典型的な《汚染／洗浄系》の症状を呈していた彼女は、重度の強迫に振り回され、疲弊しきった様子でした。

春子さんは幼少期に特に発達の異常を指摘されたことはありません。元来明るく几帳面な性格で、綺麗好きでした。小学校の頃から、カギや落とし物の確認は人より多い方だったものの、特に困ることはなく、自制内に収まっていました。大学を卒業した後、事務職として4年間勤めました。26歳のときに退職し、夫と結婚して1児をもうけ、専業主婦となりました。

31歳の頃です。春子さんは近所のスーパーマーケットで、顔に怪我をして血を流している高齢の男性を見かけました。その横を通ったときに、ふいに血液による感染の不安がよぎりました。「あの人の血に触れてしまったらＨＩＶに感染するんじゃないか？　万が一、5歳の我が子にうつってしまったらどうしよう」と、強い不安を感じました。その不安は連鎖し、「ひょっとして、あの人の血がスーパーの食材に付着しているのではないか」と考え、帰宅後、スーパーで買ったものを全て水道の水で洗いました。それ以来、スーパーで買い物をした後には、同じ内容の不安と、同じ洗浄の行動が繰り返されました。それにとどまらず、他のお店で買った食器も不安に感じて使えない、赤いもの（ポストや道のシミなど）に「血がついているかもしれない」と不安になり、徹底して避ける、というように、行動の制限が拡大していきました。

特に注射の針に春子さんは強い恐怖を覚えました。他の人の針が誤って使いまわされている可能性を考えてしまいます。それゆえ、それまでは毎年受けていたインフルエンザの予防接種も怖くて避けてしまい、さらには子供に受けさせることもできなくなりました。

次第に症状の苦痛と生活への支障が強くなり、近所の精神科クリニックを受診しました。そこで強迫症と診断され、薬物の服用を勧められます。しかし、いざ薬を前にすると「薬を作る段階で汚染物質が混入しているかもしれない」と不安になって結局内服ができず、治療を進めることができませんでした。

その後も、子供が公園に行けば「他の児童が怪我をして、我が子がその血液に触って感染するかもしれない」という不安が生じ、以後はひとりで外に行かせることを止めるようになったり、帰宅時の入念な手洗いを強要したりと、「巻き込み」も目立つようになりました。子供が育てていた朝顔にも「キノコが生えて、その胞子がばらまかれて病気のもとになるかもしれない」という不安から、罪悪感に苛まれつつもその朝顔を捨ててしまうこともありました。このように、強迫症状はエスカレートする一方でした。

外出自体が苦痛で、特にスーパーの買い物には強い抵抗を感じたものの、生活を続ける上で避けることはできませんでした。できれば夫に代行を頼みたいと考えていましたが、彼は非協力的な姿勢で、結果的に春子さんの強迫に「巻き込まれる」ことは少なかったようです。また、度々あった子供の幼稚園の行事も休むに休めず、必死になって参加していました。

帰宅時の手洗いは激しさを増す一方で、さらに外出時の服は即座に脱いで洗濯し、子供にも同様の行為を強要するようになりました。特に、赤いものなどの血液を連想するものに近寄ったときには、帰宅後の洗浄がさらに激しくなり、加えて入浴もするようになりました。その儀式は「ひたすらシャワーで洗い続ける」というシンプルな形式ながらも、要する時間はどんどん長時間化し、最終的には1時間程度かかるようになりました。外で買ってきた品物は、洗えるもの（食品など）なら全てラップごと洗う、洗えないもの（電化製品など）ならウェットティッシュで繰り返し拭く、といった洗浄を徹底していました。

発症から2年ほど経ち、33歳になった春子さんの症状は非常に悪化していました。改めて近所の精神科クリニックを受診したところ、筆者の専門外来を紹介されることになりました。

筆者は重度の強迫症と診断しました。自宅の生活空間全体が、汚染に関連した「怖いもの」に満たされており、それらに関する強迫症状で疲弊しきっていたため、春子さんには入院治療を勧めました。彼女は病院にも強い汚染感を抱いていたため、当初は入院に拒否的でした。しかし家族からの強い説得もあり、最終的には納得して、入院治療を開始することになりました。

春子さんが病棟に入る時点で、客観的にも汚染への恐怖が見て取れました。彼女は素手で物を触ることに強い抵抗があり、入院の同意書にサインをする際、病院のボールペンを使用することができないほどでした。特に血液に関する不安は顕著で、病室の壁や床などの小さなシミの一つ一つに不安を感じ、「今手に触れたものは血液ではなかったか？」「誤って触れてしまわなかったか？」など、繰り返しスタッフに確認していました。回避行動も目立っており、机や壁には不用意に触れないよう、注意深く行動していました。

入院してすぐの頃は、入浴とトイレ以外には自室のベッドから移動しようとしませんでした。

他の患者やスタッフへの汚染感から、最初に入浴させて欲しい、シーツは替えないで欲しい、体温計は使わないで欲しい、と懇願し、何でも触る前にはウェットティッシュで拭いていました。

　春子さんは薬物への抵抗感も強く示していましたが、筆者からその重要性を改めて説明されたことで、ようやく内服に納得しました。抗うつ薬（ＳＳＲＩ）の内服を少量から始め、有効量まで少しずつ増量します。入院して2週間が経った頃、入院生活への慣れ、及び薬物の効果により、不安が徐々に弱まってきました。春子さんの治療意欲が高まってきたこともあり、ＣＢＴを開始しました。

　ＣＢＴの開始時に「心理教育」（病気やＣＢＴに関する説明）を受けたことで、春子さんはこれらへの理解を深められ、早速「不安階層表」を作成しました。この表の下層に当たる、〝汚染感〟が少ないもの——自室の床、病棟の廊下、体温計や血圧計など——から、段階的に暴露を行っていくことが決まりました。それらに触った後は、手洗いをしない、どうしても難しい場合には、3分以内なら可、と取り決めました。また、「これは汚染されていないか？」といったスタッフへの「保証の要求」も、1回までなら可、と取り決め、スタッフ側もそれ以上の要求には応えないことを徹底しました。

　放っておくと長時間化する入浴も、20分以内に設定しました。最初の頃は時間になれば看護師から促されて半ば強制的に浴室から出されていたのが、徐々に看護師の見守りだけで出られるようになり、ついには春子さんひとりの意志のみで入浴儀式を終えられるようになりました。その際、身体の洗い方に関する細かな儀式は必然的に崩すこととなり、新しい習慣を作り直し、限られた時間の枠に収まるよう、彼女自ら行動を効率化させていきました。

徐々に課題を達成し、入院２カ月ほどで症状は半減しました。次の１カ月では自宅への外出と外泊を繰り返し、怖がっていた家事にも挑戦できました。こうして自宅でのＣＢＴを練習し、退院後もそれが続けられることを確認した上で、退院の運びとなりました。

その後は子供への「巻き込み」も極力減らすように努め、公園の砂場で他の児童と遊ばせることもできるようになりました。

一番の不安の対象だったインフルエンザの予防接種についても、シーズンごとに症状が揺れ動きましたが、それでも根気よく暴露を繰り返すうちに、少しずつ改善していきました。薬物も徐々に減量し、３年経った現在はアルバイトができるようにもなりました。

春子さんは元来、感染症に関する若干の恐怖感を持ち合わせていました。それが病的な水準に至ったきっかけは、スーパーで血を流す高齢男性でした。その衝撃は強く、スーパーの食品に血液感染のイメージが結びついてしまいます。そこで不安解消行動を繰り返した結果、それらに条件付けが施されました。同様の行為の繰り返しにより、ますます認知が歪み、現実離れした考えが定着していきます。汚染への回避や、洗浄、そして「巻き込み」がエスカレートし、強迫の悪循環の完成に至りました。これが典型的な《汚染／洗浄系》のケースです。

ちなみに、夫が春子さんの「巻き込み」要求に対して非協力的であったことは、偶然ながらも、強迫への対応としては正解でした。もし夫が求められるままに買い物の代行を行っていれば、彼女の引きこもりに拍車がかかり、ますます強迫症状は悪化していたと考えられます。同じように、幼稚園の行事も彼女にとって苦痛だった一方、〝子供のため〟に頑張ったことが、結局は回避行動への抑止力として治療的に働いていました。

では、改めて《汚染／洗浄系》の特徴について、次いで入院治療について、解説していきましょう。

《汚染／洗浄系》への様々な入り口

汚染に関する不安の入り口には、様々なパターンがあります。分かりやすいのは、テレビやネット等の情報媒体から不安の種を植え付けられてしまうパターンです。細菌やウイルスの危険性に関する情報に触れたことで強い不安を感じ、さらにその不安を解消するためにネットで検索を繰り返すことで、かえって怖さが強まってしまう。２０２０年に発生したコロナ禍でも、そのような体験が増えてしまい、強迫症の発症に至った方が少なくないと考えられています。

他に多いのは幼少期に受けた虐待やいじめに起因するトラウマ・ベースです。たとえば学校でいじめを受けた結果、その嫌な記憶がいつの間にか「学校に関連するもの（教科書や文房具など）や空間（勉強部屋、制服をしまっていたタンスなど）は汚い」という認識へとすり替わってしまう場合。こういった嫌な記憶（トラウマ）がベースとなって《汚染／洗浄系》へ至る例は珍しくありません。不吉なものや、いわゆる「穢《けが》れ」にも同じことが言えます。「穢れ」を洗い流すための「聖水」の概念が古今東西にあることと無関係ではないでしょう。

他には、もともとは汚染に関する具体的な不安を持ち合わせていないにもかかわらず、洗浄の繰り返しに至るパターンもあります。たとえば洗ったときのスッキリした感覚（主に触覚）を追求するタイプ、つまり《ピッタリ系》の症状です。水のかかり方、ハンドソープの泡の量、その触り心地など、感覚の完璧さへのこだわりの結果、手洗いが長時間化するのです。この場合でも、症状の悪化に伴い、後から汚染に関する観念が定着するケースも少なくありません。

『逃げない』を重視する

治療の戦略は基本的には変わらず、やはり鉄則二『逃げない・繰り返さない・巻き込まない＋ググらない』をいかに順守できるかがＣＢＴ成功のカギを握ります。ただし、特に《汚染／

洗浄系》の患者が重視すべきことがあります。それは『逃げない』ことです。というのも、このタイプの人は、汚染を感じる対象や状況からの回避行動、つまり「逃げる」ことが目立つからです。

「逃げる」理由には、強迫行為を直ちに行うことの難しさが挙げられます。この場合の強迫行為とは大抵の場合は手洗いですが、その場所がかなり限定されるのです。そもそも手を洗える場所自体は、自宅を除けば、店や駅のトイレくらいしかありません。その上安心して手洗いに専念できる場所となると、もっと限られます。たとえば駅のトイレは意外と使い勝手が悪く、ひっきりなしに色々な人が出入りすることで、集中が容易に妨げられてしまいます。これでは安心して納得のいく理想的な手洗いが難しいのです。となれば、外出中に汚いものに触るわけにはいかず、「逃げる」が勝ちという誤った発想になりがちです。現に「外のトイレは絶対に使わない」という前提でしか外出できない患者は少なくなく、その場合は必然的に外出の時間が3時間程度に限定されてしまいます。

回避の対象としては、血液を連想させる「赤いもの」は分かりやすいと思います。それ以外では「白いもの」を避ける例もしばしば見られます。精液を連想させるからです。あるいは感染症を連想させるような、特定の属性を持つ（と本人が見做す）人間を避ける場合もよくあります。他にも、他人の唾、排泄物、鳥のフンなど様々です。

こういった回避行動に対しては『繰り返さない』の優先度を下げてでも、まずは『逃げない』を徹底することが重要となります。言い換えると、回避をするくらいなら強迫行為をする方がまだマシである、ということです。

この考え方は治療戦略上、極めて重要です。回避を行うことは、自分が行動できる空間を狭めることと同義ですから、これはかなりまずい。CBTのやりようがない上に、生活への支障も加速します。治療を進めるためには、何よりも行動空間の拡大を目指すことが先決です。先に『逃げない』を徹底し、その中で「繰り返す」から『繰り返さない』へのシフトを狙っていく。たとえば手洗いを行えない状況であっても、代用の手段としてウェットティッシュを用いる。最初は何度も拭いてしまうとしても、少しずつ『繰り返さない』に注力していけば問題ありません。こういった代用のコツは、社会的に受け入れられる形で簡略化することです。

なお、先の春子さんの例でも記しましたが、回避が「薬物の拒否」という形で現れるとなお厄介です。服薬を回避するうちは症状が良くならず、そのうちに強迫が悪化し、ますます薬が怖くなるという皮肉めいた状況に陥りやすいからです。実際、《汚染／洗浄系》の患者は身体の健康状態へのこだわりを持ちやすいため、薬物に対しても忌避感を抱きやすい傾向にあります。自分のあずかり知らぬところで身体に作用を及ぼす薬物は、そのような不安を生みだす筆頭の存在ですから。

そうは言っても、薬を拒否し続ければ強迫の術中にハマります。こちらは防戦一方で、勝ち筋が見えません。何としても薬という援軍を呼び込み、強迫の勢いを弱めたい。そうして冷静さを回復し、反撃の糸口を作りたいところです。おそらくこれが強迫治療の最初の壁となるでしょう。主治医ともしっかり話し合い、薬の安全性や重要性を十分に理解した上で、是非乗り越えてもらいたいところです。

『繰り返さない』コツ

次に『繰り返さない』のコツです。一見、手洗いやお風呂には回数の掴みどころがなさそうに思えますが、やりようによっては鉄則三『2回ルール』の適応は可能です。たとえばハンドソープを使うときは、泡の量を「2プッシュ」と決めてしまう。それ以上は絶対に使わない。無論、人によって洗い方の儀式は様々ですから、必ずしも同じ方法は使えないでしょう。この点、どの行動を2回にするのか患者自身で考えてもらう必要がありますが、その際に注意すべきことがあります。それは「1回当たりの質×回数=面積」を意識すること——つまり強迫行為に注ぐ総エネルギー量を減らす方向に作戦を立てることです。

仮に何らかの洗浄行為を2回に制限したとしても、代わりに1回にかかる時間や石鹼の使用量が増えてしまえば、結局強迫に使われる「面積」(=総エネルギー量)がさして変わらず、意味を成しません。重要なのは、回数を減らし、かつ1回当たりの行動量を上げないことです。それによって初めて「面積」が減り、強迫の勢いを弱められます。このように、強迫に注ぐエネルギーを少なくするためには外枠を狭めるという考え方が有効なのです。

外枠の決め方には「モデリング」も有効です。第三章でも触れたとおり、家族や治療者のやり方を参考にして、自分の行動を修正する方法でした。大抵の場合、患者から見れば家族の手洗いは雑で不十分です。「そんな適当でよいのか」と思うでしょう。一方、そのやり方で家族が安全や健康を維持できているのも事実です。ひとつ冷静に考え直し、そのやり方を取り入れることで、自分の洗い方を簡素化するヒントを得られるでしょう。

さらに「時間」という枠を制限する方法もあります。これが「ペーシング」と「プロンプティング」です。「ペーシング」とはペースを作る、つまり手洗いやお風呂の時間を◯◯分と予め決め、毎回時間を計り、それを超過しないように守る方法です。制限時間内で終えるためには、必然的に今までのルーチーンや儀式を何らかの形で削減することになります。洗う回数を減らしたり、余計な洗い方と思う部分を省略したり、そこは本人が試行錯誤します。制限時間中はある程度自由に行動してもよい代わりに、時間が来たら、いくら洗い残しが気になっても、必ず手洗いを止める、あるいはお風呂から出てきてもらう。しかし、こういった強制力を自分ひとりの意志で発揮するのは難しいかもしれません。こういうときには「プロンプティング」

（＝促し）が有効に働きます。時間が来たら他者から声かけ等の合図で促してもらうことで、行動を止めるきっかけを作るのです。

実はこういった時間管理は入院治療と相性が良いのです。病棟の看護師に協力をもらえるのも非常に強力です。自宅であれば家族にお願いする形になりますが、往々にして甘えが出やすい点には注意が必要です。また家庭の事情によっては難しい場合もあります。

いずれの方法を用いるにせよ重要なのは、可視化できる分かりやすい枠組みを決めてしまい、それを順守することです。行動の回数の面から見るのか（『2回ルール』）、時間の面から見るのか（「ペーシング」）、あるいは形式を固定するのか（「モデリング」）という違いがあるだけで、考え方は同じです。

基本が分かっていれば応用も利きます。たとえばお風呂のシャンプーやボディソープを、1日に1本使い切ってしまうならば、それを3日に1本に抑えるように行動を修正する、といった方法も取られます。使われる石鹸の消費量が減れば、それすなわち強迫にかけるエネルギーの減少と見做せるわけです。それぞれの症状に相性が良いアプローチを見つけ出すことが肝要と言えます。

入院治療は「伝家の宝刀」

これまであまり言及しませんでしたが、入院治療は強迫症に対する非常に強力、かつ特殊な治療手段です。これは《汚染／洗浄系》に限らず、様々なタイプの重症例に有効です。そこには通院での治療に難渋する患者に対しても、新たな道を切り開く力があります。重症化によって硬直してしまった疾病構造をも打ち崩す、「伝家の宝刀」と言えましょう。

なぜ強迫症にとって、入院治療に特別な意味があるのか。その理由には強迫症独特の背景が関わっていますので、先にその説明をしておきましょう。

そもそも、重症化した強迫症の患者は、どのような暮らしぶりにあると思われますか？　何度か言及したとおり、強迫症の患者は重症化すればするほど、自由な空間が狭まる傾向にあります。この傾向は、特に「回避」が目立つ《汚染／洗浄系》に顕著です。牙城である自宅でさえも、最終的には自分の寝室、さらにはベッドまで追い詰められ、その「聖域」からほとんど出られない、引きこもりの状態に至ることも稀ではありません。当然、ここまで悪化していれば家の中は強迫観念の対象だらけです。非常に身動きが取りにくい状態であることは容易に想像できるでしょう。本人の聖域を守るための緻密なルールが家中に張り巡らされている……喩えるならば家全体が巨大な「クモの巣」のようなものです。1歩動くだけで強迫のルール（クモの糸）に捕まってしまいます。

さらに言えば、この「クモの巣」、捕らえられているのは患者だけではありません。多くの場合、家族にも強迫のルールが強要されるからです。つまり、「巻き込み」です。場合によっては、ルールがちゃんと守られているのか、患者が逐一家族の行動を監視してしまう、いわば「ルールの番人」的役割も担ってしまうわけです。

　このような「強迫の糸」が張り巡らされ、ガチガチに捕らえられてしまえば、仮にＣＢＴを頑張って一つずつ糸を切っていこうとしても、すぐに新しい糸（ルールや強迫観念）が付着してしまうため、キリがありません。これでは「クモの糸切り」ならぬ「モグラ叩き」（？）状態です。全くもってらちが明きません。もとより結果の出ない努力は長続きしないものですから、「やはり自分は治らない」という諦めにも陥りがちです。

　本来の理想的なＣＢＴは、自宅で強迫行為を減らすことで回復した時間やエネルギーを、速やかに外の空間の生産的活動に転換することです。これができれば「モグラ叩き」を避けられる上、本人の目標も明確になり、社会復帰に向けて治療が軌道に乗りやすいのです。ところが「クモの巣」があまりにも強靭な場合、これが往々にしてうまくいきません。ＣＢＴを頑張って束の間の自由を持てたとしても、すぐに家の中の「クモの巣」に捕まってしまうのです。

　このような背景を持つ患者に対し、入院治療が抜群に威力を発揮します。その最大の強みが、「環境の変化」です。すなわち、「クモの巣」からの強制脱出です。生活空間を一気にリセットし、従来の強迫のルールを捨て去り、正しい行動習慣を形成するチャンスを作れるのです。これが「伝家の宝刀」たる所以です。

入院でどのような治療を行うのか

では自宅から脱出した上で、具体的には入院でどのような治療が行われるのでしょうか。病院によって違いがあると思われますが、ここでは筆者（松永）が行っている入院治療のモデルを解説することにします。

通常の入院期間は3カ月を上限としており、大まかに次のような枠組みで治療を進めます。まず、最初の1カ月（第一期）は薬物調整を行いつつ、病棟への適応と休養を目指し、次の1カ月（第二期）では病棟内でのＣＢＴを行います。最後の1カ月（第三期）は外出・外泊をしながら、同様のＣＢＴを自宅環境でも続けられるよう練習します。

入院の利点は「環境の変化」だけではありません。細やかな薬物調整もできますし、集中的なＣＢＴも実践できます。医療スタッフが24時間そばにいることで強迫症状の全体像も把握されやすくなりますし、看護師からの治療サポート（先述の「ペーシング」や「プロンプティング」など）を得ることもできます。さらに家族が強迫に巻き込まれて疲弊していた場合は、家族の休息も促せるというメリットもあります。

なお、入院治療について懐疑的な意見が時々聞かれます。曰く、「仮に入院により症状が一旦良くなったように見えても、自宅に帰ればまた症状が元に戻るのではないか」と。確かに自宅に戻れば、そこはまた「クモの巣」ですから、そのような懸念は理解できます。

しかし、です。自宅でガチガチのルールに縛られ続けてきた重症の患者は、入院の３カ月間により、実に久方ぶりに、ルールから解放された楽な生活を享受できたわけです。それにより得られるモチベーションは殊の外大きく、以前のような苦しい生活——クモの糸を一本一本張り続け、息が詰まるような生活——に再び戻ろうとは、なかなか思わないものです。

加えて、入院中にＣＢＴを徹底することで、強迫への抵抗力も強まっています。ＣＢＴの継続でメタ認知を養うことにより、正しい判断を行う思考力も得られています。であれば、入院前と比べると、あれほど悩まされた自宅内の強迫観念に対しても遥かに対応しやすくなっているはずです。ＣＢＴのコツを体得して日常生活で習慣化していれば、そう容易には元の強迫の習慣に流されません。

とはいえ、退院する前に「クモの巣」の対策を済ませた方が無難なのも確かです。だからこそ、入院治療の「第三期」では、自宅への外出や外泊を繰り返し、自宅でのＣＢＴの練習をみっちりしておくわけです。病棟のお風呂が20分で出られたならば、自宅のお風呂も20分で出られるようにする。できるだけＣＢＴの連続性を保持し、新たな行動習慣を自宅でも根付かせるのです。これが「伝家の宝刀」を最大限に生かす方法です。

入院を恐れる患者は多い

　ことほど左様に強力な入院治療ですが、一方で入院に二の足を踏む患者が多いのも事実です。無論、何の病気であれ、進んで入院を希望する患者は少数でしょう。が、こと強迫の患者にとって、入院は余計にハードルが高いと感じられる傾向にあります。特に《汚染／洗浄系》の患者はその傾向が一段と強いようです。なぜなら入院自体に不安が伴うため、強迫の症状である「回避」の対象になるからです。病院には独特の血や感染のイメージがありますから、この意味では《汚染／洗浄系》にとって最も恐ろしい場所になり得ます。加えて、入院すれば見知らぬ人間との共同生活も強いられるわけです。できることなら全力で回避したい事態でしょう。

　ですから、入院を受け入れること自体に大きなハードルがあり、ここで治療が停滞してしまう患者は少なくありません。しかし、です。先の「服薬を受け入れて欲しい」という話と似ていますが、ここは何としても乗り越えて欲しいところです。ここで覚悟を決めるのと、決めないのとではその後の治療の進展は全く異なります。

2　ピッタリ系

症例——夏樹くん中学1年生

夏樹くんが筆者（松永）の外来に初めて訪れたのは、彼が中学1年生のときでした。夏樹くんは典型的な《ピッタリ系》の強迫症状を示していて、いわゆる「強迫性緩慢」によって生活全般に支障を来していました。

夏樹くんは３人兄弟の次男です。両親と祖父と共に６人家族で育ちました。生来、几帳面で思慮深く、おとなしい性格です。幼稚園の頃に運動チック（第六章で後述）の症状が、また小学校に入ってすぐの頃に吃音《きつおん》の症状がありましたが、いずれも一過性で消失しました。その他には発達上の問題は特に認められていません。

夏樹くんが小学４年生のとき、同級生にからかわれたことをきっかけに、大げんかに発展したことがありました。症状が初めて現れたのはその頃です。「おもちゃ（レゴ）を箱にしまうとき、しっかり片付けた感じがなかなか感じられず、何度も片付け直す」という行動を認めるようになりました。夏樹くんはこのことを苦痛に感じ、次第にレゴに手を触れないようになりました。

小学5年生の頃には「携帯ゲーム機をケースに収めるときに、きっちり感を感じないと落ち着かない。指の添え方にもこだわって何度もしまい直す」という症状や、「黒板の板書を書き写すとき、ノートの枡目にピッタリ収まっていないとちゃんと書けた気がせず、何度も書き直す。板書の速度についていけず、結局ノートが取れない」、あるいは「教科書を読もうとしても、字の形が気になって何度も止まってしまい、先に進めない」といった症状が出現し、たいへん困るようになりました。

小学6年生の終わり頃には「友人は表面的には仲良くしてくれているが、陰で悪く思われているのではないか不安になり、友人の話す言葉の一つ一つの意味を何度も繰り返し尋ねる」という症状が出現しました。そのため友人との関わり自体を避け始め、学校自体が苦痛になったため、不登校気味になりました。

そこで夏樹くんは親と共に近所の精神科クリニックを受診することになりました。強迫症の診断の下、抗うつ薬（ＳＳＲＩ）による治療が開始されます。幸い、薬物の効果は得られ、症状は軽快し、再び登校できるようになりました。とはいえ、ある程度の症状は残りました。

公立中学校に進学した頃から、症状はまた少しずつ悪化し始めました。従来の「読み書き」に関する症状に加えて、机の上の物の配置や食器の置き方、ハンガーのシャツのかけ方、タオルを干す際の左右対称性、等々、生活全般にこだわりと繰り返し行動が出現しました。一つ一つの動作がいちいち止まってしまう、「強迫性緩慢」も目立っていました。

このような症状に苛まれ、中学校も不登校になりました。ただ、自宅で1日を過ごすようになっても、強迫症状に常に追い立てられる状態は変わりません。食事一つ取っても、お茶碗や皿の位置、箸の置き方などにこだわり、何度もやり直すため、食べ終わるまでに2時間かかるなど、多大なる時間と労力を要するようになりました。

このような生活上の苦痛に夏樹くんは耐えきれなくなりました。通院を続けていた精神科クリニックから筆者の外来を紹介され、改めて専門的な治療が行われることになりました。

まずは薬物療法として、もともと服用していた抗うつ薬に、新しく「抗精神病薬」も追加しました。すると症状にかなりの改善が認められ、物の配置に関するこだわりも少なくなりました。このことで、夏樹くんの生活はだいぶ楽になりました。このような「生活のしやすさ」を久々に体感できたことの意義は大きかったようで、夏樹くんの治療意欲は高まりました。

そこでＣＢＴが導入されました。基本的な行動理念は、「気持ちが悪くても行動を止めずに、最後までやり切ること」です。その前提で、課題が順に与えられました。たとえば、積極的に書字や読書に取り組むこと。ノートに文章を書く際は止まらずに最後まで書き切り、本は予め決めた箇所までは止まらずに読み通すこと。食事の場面では「止まらない」ことに加えて、家族の協力の下で「ペーシング」と「プロンプティング」を用い、30分以内に終えることを繰り返し練習しました。服をハンガーにかける際は「やり直しは2回まで」と定め、それ以上は行わずにその場を離れ、仮に気持ち悪さを感じてもやり直しに戻らない、という練習を徹底しました。

このようなCBTを1カ月ほど続ける中で、徐々に夏樹くん自身で症状を制御できる自信が強まり、生活上の支障も軽減できました。

中学校の先生にも病状を説明し、理解と協力をお願いした上で、通学を再開しました。学校生活でも、「板書を写す際は消しゴムを使わずにとりあえず書いてみる」「友達との会話中に言葉の意味が気になっても、訊き直さず会話を続ける」というCBTを進めていきました。

通学を再開した当初は、学校での疲労度を考慮し、翌日は休むという取り決めで週に3日ペースの登校を目標としました。幸いにも治療は順調に進み、夏樹くん自身の希望もあって徐々に登校のペースを上げ、約2カ月後には通常の登校が可能となりました。

自宅でも学校でも概ね問題なく過ごせるようになり、読み書きを含め、学習上の支障もほとんど無くなりました。夏樹くん自ら「気持ち悪くても行動を止めない」といったCBTの意識付けを積極的に行っており、現在は3カ月に1回程度の通院で、服薬もごく少量となっています。

《ピッタリ系》は、若年発症の傾向があります。このケースでは小学生で発症しており、経過も含めて典型的と言えます。「読み書き」に関する強迫症状もしばしば認められますが、見ていただいたとおり、特に勉学面に大きな影響を及ぼすため、今後の人生を左右しかねません。夏樹くんの場合、学校に早く復帰したいという強いモチベーションがCBTの推進力となり、幸い治療を順調に進めることができました。

なお、夏樹くんは親をほとんど症状に巻き込んでいませんが、これは子供のケースとしてはやや例外的です。子供の例はこの次にもう一つ取り上げますので、そこで改めて子供の特徴について詳しく解説します。ここでは《ピッタリ系》について解説しましょう。

《ピッタリ系》の特徴

《ピッタリ系》は感覚重視のタイプです。聴覚や視覚、触覚などの感覚に関わる「不全感」や「気持ちの悪さ」に駆動される衝動（前駆衝動）により、〝まさにピッタリ感〟と称される感覚や納得感が得られるまで、強迫行為を繰り返します。一つ一つの動作に時間がかかるために、なかなか次の動作に移れない――このタイプによく認められる現象ですが、これを特に「強迫性緩慢」と呼ぶのでした。

このタイプは、強迫観念の介在が目立たないこと・遺伝的な要素が比較的強いこと・若年発症の傾向があること・チック症と合併しやすいこと、などを特徴とします。《ピッタリ系》を他のタイプと見分けることには、治療者にとって意義があります。薬物の選択の参考になるからです。一般に、抗精神病薬を（抗うつ薬に加えて）投与することが有効とされます。ゆえに、チックの既往を知ることも重要となりますが、この点も含め、チックについて第六章で詳しく説明します。

さて、《ピッタリ系》は他のタイプと比較して、「自我親和性」の傾向が強いとされます。自我親和性というのは、その名のとおり、症状が自我に親和しているという性質を意味する言葉です。つまり、《ピッタリ系》の患者は、強迫行為自体には比較的不合理感を持たず、「やりたくてやっていること」と捉えがちということ。このことは《ピッタリ系》が完璧主義的な性格の延長線上に出現しやすいことにも起因しています。

ということは、強迫行為それ自体にはさほど困っていないことが多いと言えます。しかし、結果的には大いに困ります。たとえばノートの字にこだわること自体に困っていなくとも、黒板の字を時間内に書き写せなければ授業についていけません。要は過程に支障を感じなくとも、結果には支障を来している。これが《ピッタリ系》でしばしば認められる、生活機能面での障害です。

この自我親和性という特徴はＣＢＴを進める上で厄介です。強迫症状を敵視しにくくさせるからです。すると行動を修正するモチベーションも低くなりがちで、「不全感」や「気持ち悪さ」といった感覚になかなか耐えられません。この点を考慮すると、薬物の重要性が比較的高いと考えられます。したがって適切な薬物を選択できるかどうかも治療のカギを握ることになります。

《ピッタリ系》のCBTのコツ

一般的には《ピッタリ系》は暴露反応妨害法（ERP）の対象外とされています。なぜなら、暴露すべき不安たる強迫観念が存在しないから、と言われています。しかしながら、第二章でも述べたとおり、「落ち着かない感じ」という点では「不安」も「不全感」も「気持ちの悪さ」も同じことです。結局、これらの「落ち着かない感じ」に晒されつつも、それを解消する行動（強迫行為）を実行しない、という点が重要なのです。

ですから、《ピッタリ系》のCBTでも戦略はほぼ変わりません。鉄則も同じです。『逃げない・繰り返さない・巻き込まない＋ググらない』を適用するならば、実際の行動としては「気持ち悪さを感じても同じ行動を繰り返さずに、さっさと次の行動に移れ」が正解になります。

たとえ文章を読むときに〝じっくり感〟を得られなくても、とにかく最後まで読み通す。書くときに自分の字に納得がいかなくても消しゴムを使わず、とりあえず最後まで書き通す。

特に「強迫性緩慢」に手こずる場合は、先の《汚染／洗浄系》でも解説した技法「ペーシング」と「プロンプティング」が役に立ちます。自分がどの動作にどのくらいの時間をかけているのか、症状を分析した上で、時間の枠組みを設定する。決めた時間を順守し、強迫行為を切っていく（ペーシング）。他者からの声かけ等の協力も得る（プロンプティング）。それにより「強迫性緩慢」によって動けなくなっている状態を打破します。必然的に「気持ち悪さ」に耐えることになりますが、それが結果的に治療効果を生むわけです。無論、次第にその「気持ち悪さ」の強さはＣＢＴを重ねるごとに減っていき、正常な行動習慣に適応できるようになります。この点は不安の減衰のメカニズムと何ら変わりません。

また「気持ち悪さ」をやり過ごす手段として、ときにリラクゼーションが有効となります。つまり、全身の力を緩め、大きな深呼吸を数回繰り返してみる。一見単純な技法ですが、最近は衝動コントロールの手段としても注目されており、意外と侮れません。その他、強迫行為に夢中になって自分を見失った状態（つまり「強迫性緩慢」の最中）では、「マインドフルネス」という技法が活用できます。これもＣＢＴの技法の一つで、冷静に自分の状態を、リアルタイムに観察・認識し、運動動作や身体感覚に注意を向けながら、わざとゆっくり動作を行い、自制の感覚を回復する、という方法です。

なお、この《ピッタリ系》は、発症当初は純粋にピッタリ感を追求するだけの症状であっても、後付けで不安を伴い、結果的に他のタイプの強迫観念が混ざってくることも珍しくありません。《汚染／洗浄系》との合併については先に述べたとおりです。他にも魔術的思考と呼ばれるような、不吉への恐れが伴うパターンもあります。たとえば、「茶碗をしまう際、柄をきちんと少しも傾くことなく揃えておかなければ、家族の誰かが事故に遭ってしまう」といった症状です（魔術的思考について詳しくは後述）。さらには、ピッタリの追求が、正確さの追求に移行し、「それが間違っていないか何度も確認する」という《確認系》と変わらない症状に変化する場合もあります。このような場合、もともとの下地である《ピッタリ系》の症状が埋もれることがありますが、それでも先述の薬物の有効性は変わりません。ですので、発症当初の症状を知っておくことは治療的には大事なのです。

3　児童の場合

症例——秋子さん小学6年生

秋子さんが母親と共に筆者（松永）の外来を受診したのは小学6年生のときでした。中等度の強迫症状に振り回され、秋子さんのみならず母親も疲弊していたものの、薬物治療は希望せず、臨床心理士によるＣＢＴを中心とした治療が行われることになりました。

秋子さんは両親と弟との4人暮らしで育ち、発達には特に問題はありません。快活なタイプではないものの、どちらかというと友人は多い方です。几帳面な性格で、学校生活も真面目。成績も上位でした。

小学5年生の頃、塾のテスト中、実際には何ら不正行為をしていないにもかかわらず、「カンニングしてしまったのではないか」と強く不安に思うことがありました。それ以来、帰宅後は必ず母親に相談し、「大丈夫かな？」と何度も保証を求めるようになりました。

それから1カ月ほど経った頃から、「誰かに迷惑をかけていないか」「テレビドラマのように誰かを刺してしまうのではないか」など、不安に思うことがさらに増えました。秋子さんはその度に泣きながら母親に「自分は何もしていない？　大丈夫？」と保証を求め、「大丈夫」と答えてもらうことで安心する、ということが繰り返されるようになりました。この頃は生活に支障を来す程ではありませんでしたが、それから1年近く経っても秋子さんの症状は治まりませんでした。

小学6年生の夏休みには、幼い弟と二人で留守番する機会が増えたことで、「弟に何か危害を加えてしまうのではないか」と非常に不安になりました。塾のテスト前には「カンニングをしてしまわないか」と母親にしつこく確認を繰り返し、その際に納得のいく保証を得られなければ、母親に怒りを向け、攻撃的な感情を見せるようにもなりました。

一連の強迫症状で困り果てた秋子さんと母親は、二つの精神科クリニックを受診し、どちらからも薬物療法を勧められました。しかし母親は薬物の使用に不安感を示し、CBTによる治療を希望したため、筆者の外来を紹介されることになりました。

筆者が秋子さんの状態を評価したところ、さしあたり薬物は使わずともCBTを導入可能だろうと判断しました。そこで、通学の事情も考慮し、筆者の外来と並行しつつ、臨床心理士による1回50分の面接を、2カ月ごとに行うことに決まりました。

初回の面接では臨床心理士より、秋子さんと母親にCBTの基本が教えられました。巻き込みへの対応として、母親に対しては、「秋子さんから保証を求められたときには、すぐに『大丈夫』と返答せずに、まずは『我慢できる？』と尋ねてみること」、秋子さんに対しては「いまお母さんに指導した対応は、治療にどうしても必要なことだから、秋子さんも急いで確認しようとせずに、一呼吸おいて落ち着くためのきっかけにして欲しい」と説明されました。

帰宅後、秋子さんはしかし、課題である「確認の我慢」をなかなか成功することができませんでした。その後も一度も成功しないままに日が過ぎていき、次の面接まであとわずか、という頃に、「このままではまずい」と一念発起し、秋子さん自ら「10分間確認を我慢すること」というルールを作りました。この積極的な取り組みが功を奏し、次の面接では「強迫観念が気にならなくなった」という成功体験が臨床心理士に報告されました。臨床心理士からも、「そのような取り組みを毎日積み重ねることが重要である」という旨を説明され、秋子さんは改めて深く納得しました。

その2カ月後の面接で、秋子さんはノートを持参してきました。そのノートには「樹の絵」が描き込まれていて、樹冠には沢山の桜の花びらのシールが貼られていました。秋子さんが「うまく症状を我慢できたときには、『桜の花びらシール』を貼るようにした」と説明したところ、これは非常に有用な治療的手法が用いられていると、臨床心理士から高く評価されました。秋子さんは「10分間の確認の我慢」を頑張り続け、ときには弟が秋子さんの確認の邪魔をするといった協力もあり、確認行為は減少していきました。

初診から1年近く経ち、秋子さんは中学校に進学しました。かつての「桜のノート」は、弟と一緒に作った「大丈夫ノート」に変わっていました。不安の症状が出てきても、我慢を成功させる等の方法で「症状をやっつける」ことができれば、やっつけた強迫症状をキャラクターとしてノートに描き、さらに1日に何匹やっつけることができたかを記録していました。まだ時折「カンニングをしていないか」という強迫観念が出現しており、完全に無視することは難しいながらも、それに対抗することは続けられていました。

その後も臨床心理士と協働しつつも、秋子さん自ら治療意欲を高める工夫を重ね、巧みにＣＢＴを続けていきました。初診から1年半が経過した頃には強迫症状は出現しなくなり、2年経った頃、治療は終了となりました。

この症例の主な治療者は、兵庫医大の臨床心理士であり、松永のパートナーでもある吉田賀一氏です。亀井の治療でも非常にお世話になりました。

秋子さんは薬物を使用することなく、ＣＢＴだけで治療されました。第三章では「薬物は不安を和らげるためにも基本的には必要だ」と論じましたが、このケースでは結果的に不要でした。不安に抗してＣＢＴをやり通せるならば、薬物の力を借りずに治癒する可能性があるのは確かです。とはいえ、やはり例外的ではあります。秋子さんがうまくいった理由には、次のような複数の要素が考えられるでしょう。

強迫が中等症レベルであったため、不安に圧倒されるほどではなかったこと。発症から日が浅かったこと。そして子供であったこと。すなわち、不安の程度がそこまで強くはなく、かつ症状の定着も弱く、ＣＢＴの指示にも素直だったということです。

さて、強迫症の好発年齢を考えるに、児童の強迫は少なくありません。しかも児童に対する治療のアプローチは、大人のそれとは少々趣が異なります。次にその解説を行いましょう。

薬物の副作用に注意

子供への薬物の使用については大人より慎重な姿勢が求められます。理由は副作用です。子供の脳は未成熟である分、薬への感受性が高く、効果が過剰になる恐れがあるのです。しかも成長の個人差も大きく、適正量が測りづらいのです。ゆえに初めての服用の際は特に注意が必要と言えます。とはいえ、用量をうまく調整できれば有効ですし、不安に圧倒されるような重症例ではためらうべきではありません。事実、先の夏樹くんのケースでは薬が有用でした。

なお、強迫症の治療薬であるSSRIの効果が過剰に出た場合は、「アクチベーション」と呼ばれる副作用がしばしば生じます。精神が賦活化されて、攻撃的・暴力的になりやすくなる、あるいはイライラしやすくなるといった困った作用が生じる可能性があります。特に患者の親はこの副作用の可能性を前もって知っておいた方がよいでしょう。

CBTのやりやすさ・やりづらさ

子供へのCBTは、大人に比べてやりやすい点と、やりづらい点の両方があります。いずれも子供の「未熟さ」に起因する特徴と言えます。

やりやすい点は二つあります。一つは報酬の有用性、いわゆる「オペラント条件付け」の使いやすさです。第三章でも触れましたが、特に子供に対しては「ご褒美」とほぼ同義です。たとえばCBTの課題が一つ達成できたら、ノートにシールを一つ貼ることにします。それが10

個溜まったら、なんと、ＵＳＪに連れていってもらえる！　20個溜まれば、なんと、プレステ5を買ってもらえる！　といった要領です。単純ながらも、軽んじられない威力があります。これは「トークン・エコノミー法」とも呼ばれる技法で、秋子さんのケースでは自ら同じような手法を編み出して治療のモチベーションを高めていたわけです。

　やりやすい点のもう一つは、大人には無い、一種の「純粋さ」ないし「素直さ」です。強迫の治療のためには認知と行動の変化（正常化）は避けて通れません。改めて常識を学習し直し、習慣化した行動を変えねばなりません。この点、子供は大人の指示には（基本的には）従いやすく、学習も受け入れやすい。一旦治療者を信頼さえしてくれれば、ひたむきにＣＢＴを遂行しやすいのです。一種のパターナリズムとも言えるかもしれません。良くも悪くも、強迫の治療とパターナリズムは相性が良いようです（大人はそう簡単にはいきません。あなたはどうですか？　私は何度も主治医や妻に「ほんと言うことを聞かない！」と怒られました）。

　反面、子供ゆえのＣＢＴのやりづらさもあります。それは「洞察」の難しさ、ないし「メタ認知」の形成のしづらさです。その精神の未熟さゆえに、自身の内面を俯瞰して症状を分析するという行為が、やはり大人よりは難しいのです。先の「素直さ」の裏返しとも言えます。したがって、他者からの支援が大人以上に重要なのです。

　これらの特徴を理解した上で、上手にＣＢＴを行うことが肝要でしょう。

親への「巻き込み」に注意

ほとんどの子供は親を強迫に巻き込みます。特に明確な不安の内容が絡むケース（つまり《ピッタリ系》以外）では、まず必発と考えるべきです。これは当然でしょう。不安でいっぱいの子供が親に安心を求めるのは、ごく自然な感情です。

巻き込みの種類は大きく三つ、「保証の要求」「行為の強要」「行為の代行」がありました。そのうち、特に子供に認めやすいのは「保証の要求」です。つまり、「大丈夫だよ」と言ってもらいたい。当然、親としても「大丈夫」と言ってあげたいでしょう。不安でいっぱいの我が子に対し、安心を与えてあげたいのはごく自然な感情です。さらに言えば、子供が強迫に苦しむ姿を目の当たりにすれば、「これは自分のせいではないか」と罪悪感を抱きやすく、できる限りの協力をしてあげたいと考えてしまうものです。

しかし、ここで立ち止まって考えねばなりません。「巻き込み」への応需《おうじゅ》は、強迫の病理の強化を意味します。はたして親が子に為すべき愛情表現は、強迫のサポートなのか？　それとも、治療のサポートなのか？

無論、後者を選ぶべきです。親は子供の良き理解者となり、治療のサポーターになることを目指すべきです。そのためには、親は子供の強迫症状に対し、一貫した対応が必要になります。

際限なく「大丈夫」と応えるのではなく、限界を設定しておく。その限界は、事前に子供と取り決めをしておく。治療のためには必要なことである、と子供にも予め納得しておいてもらう。加えて、これは家族全体でも共有する必要があります。兄弟姉妹が巻き込みの対象になる場合も当然ありますから。

いかに家族が一体となって強迫症状を迎え撃つか。子供の場合は、特にこれが重要になるわけです（なお「巻き込み」の対応方法も含め、家族向けの指南は第七章でも詳述します）。

親も強迫症である場合の対応

強迫症の子供の親もまた強迫症であるケースは、多いとは言えないまでも、ときに認められます。そのとき、親はどのようなスタンスを取るべきか、ここでお話ししておきましょう（もっとも実際に治療を受けているのはどちらか一方〔多くは子供〕だけで、他方〔多くは親〕はそもそも自分を病気と認識していないケースは多いようです。しかし、ここでは親も認識している前提で話を進めます）。

しばしば問題となるのが、次のような良くない発想です。「自分（親）は仕方がないけれど、子供だけでも治して欲しい」と。気持ちは理解できますが、残念ながらこれは難しい、いや、不可能と考えるべきです。子供だけでなく、親子共に足並みを揃えて治療を目指さなければいけません。なぜか。それを説明するためには、家庭内の環境を理解する必要があります。

たとえば、次のような例を考えてみましょう。ある子供は小さい頃から《汚染／洗浄系》の親の強迫に巻き込まれ、手洗いの習慣を徹底させられていました。親が定めたルール通りにちゃんと手洗いをすれば褒められるし、しないと叱られます。もし手洗いが不十分であれば、どんな怖い事態（感染症など）が起こってしまうのか、繰り返し聞かされることもあります。子供としても、親に愛されたい、怒られたくないと思うがゆえに、ひたむきに親の要求に応えようとします。このような体験を重ねる中で、次第に子供も手を洗わないと不安になり、汚染を嫌悪するようになります。

このような背景の全例が強迫の発症に至るわけではありません。筆者（松永）が観察する中で気付いたことですが、この環境で起こる繰り返し行為（今の例では手洗い）の多くは一時的なもので、大抵は小学3年生くらいになれば徐々に消失していくようです。しかし、この傾向が失われずに遷延《せんえん》し、発症に至り、重症化する例は一部存在します。その場合、同じ環境の下で子供だけを治すことには無理があります。家庭全体の環境を見直さなければいけません。

不思議なことに、親が《汚染／洗浄系》、子供が《確認系》と、症状のタイプが異なるケースでも同じことが言えるようです。つまり子供が親の洗浄の強要に従わされている限り、自分の確認強迫も良くならない。考えるに、おそらくこれは構造の問題です。家庭の中で、強迫行為がいわば安心を手に入れられる装置として機能している。親がその装置に頼るうちは、子供も同じく頼ってしまい、結果、両者とも強迫が良くならない。言ってみれば、強迫が家庭全体の悪しき文化となっているわけです。洗浄や確認といった表面的な症状がコピーされているわけではなく、もっと深い部分の病理がミームのように親子で伝播していると考えられます。

このような家庭内の強迫的な環境を変えるためには、子供だけでなく、親も共にＣＢＴの荒波を乗り越えねばなりません。子供を自由にするためには、親も治療を受けて自由にならなければならない。どちらか一方だけを治し強迫から卒業させるというのは、治す側から見ても至難の業なのです。

4　魔術的思考

認知の歪みが症状に転ずる

最後に、「魔術的思考」と呼ばれる観念が絡むタイプを紹介しておきます。

強迫症状は正常と連続している、という話は繰り返しお伝えしてきました。魔術的思考も例外ではありません。しかし、その思考内容の特性上、いわゆる「妄想」という精神症状と誤認されるケースがあり、結果的に診断を誤られることもあるのです。

ここで言う「妄想」とは精神医学の専門用語です。正確な定義は難しいため、簡易的な説明にとどめますが、ここでは「確信している、訂正できない、誤った考え」と捉えてください。たとえば「近所のAさんが自分を常に監視している」「自分に出される食事には毒が入っている」といった考えです。一般的に妄想は正常とは不連続であると考えます。妄想は様々な精神疾患で認められる症状であり、その代表が統合失調症です。本書では触れませんが、基本的には強迫症と全く別の疾患で、治療法も異なります。当然必要な対応も違います。

それでは強迫症における魔術的思考の具体例を見てみましょう。

「テレビで東京タワーが映っているのを見ると穢れがうつる」

これだけ聞けばかなり奇妙な症状にも思えます。10秒で診断を下す雑な精神科医がいれば、いかにもこれは妄想である、統合失調症である、と判断されてしまうかもしれません。しかし、よくよく話を聞いてみると、次のような経緯があることが分かりました。

「幼い頃に友人と仲違いし、そのときに『呪ってやる』と言われた。深く傷ついたと同時に、呪われた感覚が拭えず、それを洗い流すために何度も手洗いを繰り返した。このときに頻回の手洗いの習慣が根付いたが、さほど困らないままに成人した。一人暮らしを始めて少し経った頃、『呪う』という言葉をたまたま口にしてしまい、下宿先が呪われたような、汚染されたような感覚にとらわれた。その気持ち悪さを拭えず、家を引っ越した。以後、頭の中で不吉な考えがよぎる度に『何度も手を洗う』という強迫行為が出現した。その後、東京都の公務員として働き始めた折、亡くなった方の書類に触る機会があり、そのときに自分や家族に何か不吉な影響が出るのではないかという考えが浮かび、執拗に手洗いを繰り返した。以来、職場が穢れたものに感じ、次第に洗浄強迫が激しくなった後、耐えきれずに退職を決意した。別の県に引っ越し、再び働き始めようと考えたが、その際に東京都に提出しなければならない書類があり、呪われてしまうという感覚が生じ、結局提出ができなかった。以来、徹底的に東京都を避けるようになり、買い物中に『東京で製造されたもの』に触ったり、テレビで東京に関連するものが映ったりしただけで、穢れてしまうと考えるようになってしまった」

ここまで聞けば容易に強迫症状と判断できますし、テレビの東京タワーを怖がる気持ちも想像ができます。

概して幼い子供は世界を捉える視点が未熟です。あなたはいつまでサンタクロースを信じていましたか？　父親に叱られた不満から、たまたま教わった〝おまじない〟をかけた次の日に父親が事故に遭ってしまった子供の心は想像できますか？　世界観が完成されていない段階で、迷信や縁起に左右され、そのときの行動によって観念が固定されてしまうと、認知が歪んだまま成長する、といったことは起こり得るものです。

今の魔術的思考の例では、その認知の歪みが強迫症状として現れていました。強迫症は重症化したり慢性的な経過を辿ったりすると洞察も乏しくなり、「考えすぎ・やりすぎ」といった感覚が失われます。つまり「穢れがうつる」ことを、当初はバカバカしく思えていたとしても、次第にその認識が薄れていき、いつの間にかその現実性をほとんど確信していてもおかしくないわけです。その場合、強迫観念が妄想と誤認されることが、ときに起こり得るのです。この過ちを避けるには、今の例のように時系列を遡って物語を完成させることが必要になります。

ちなみに、今の魔術的思考の例は、《汚染／洗浄系》と組み合わさり、「穢れ」が「汚れ」と同化していました。この他にも様々なパターンがあります。《ピッタリ系》との組み合わせであれば、たとえば（先にも例示しましたが）「茶碗が傾いていると、その持ち主が事故に遭うのではないかと不安になる」といった症状が生じ得ます。この場合はピッタリ感が得られない「気持ち悪さ」と、不吉への不安が同化しているわけです。《確認系》との組み合わせなら、タブーを犯していないかどうかの確認が主体です。たとえば「地下鉄の駅から出るときに、4番出口から外に出てしまっていないか何度も確認する」といった症状があります。これはしばしば「縁起強迫」とも呼ばれます。

第六章

強迫症の背景

強迫症の概念を形作るもの

精神科の病気の概念とは非常に曖昧なものです。病気と健康の区別も曖昧ですし、病気と病気の区別もまた曖昧です。それはまるで異常心理で構成された巨大な雲に節目を見出し、切り分けるような作業です。たとえば、大切な人を亡くしたときに経験する悲嘆の反応とうつ病とは、一体どのように区別すれば良いのか？　まさに闇雲に思えるけれども、その実極めて重要なこの作業は、古くからずっと続けられ、疾患概念の定義に関する議論は止むことがありません。

強迫症も例外ではありません。およそ１００年前に強迫神経症という名で始まったこの疾患概念も、大小のパラダイムシフトを経験し、少しずつその形を変え、今日では隣接の疾患概念と複雑に絡み合っています。そして今なお変化の余地は残されており、いつの日か真の姿が浮かび上がることが待ち望まれています。そのような〝強迫症の本質〟が最終的に発見されるのかは分かりませんが、少なくとも概念の明晰化が治療に与《くみ》するのは確かなことでしょう。

さて、本書ではここまで、強迫症の病理と治療法に焦点を絞り、「実践」に寄った説明を続けてきました。翻って本章では少々背景の方に目を向け、今の強迫症の概念がどのように形作られているのか、幾分か「基礎」に寄った解説を行うことにしましょう。

本章の前半では、まずいかにして現在の強迫症の概念をめぐる複雑な状況が構築されたのか、フロイトに端を発する歴史の話を概観します。次いで現在の強迫症の類縁疾患ならびに合併症の話を盛り込んで、強迫症の輪郭をできる限り明確にします。

本章の後半では、生物学的な理解を試みます。強迫症の発症の原因になり得る要素を並べ上げ、次いで脳神経学的なメカニズムに注目します。この辺りはおそらく本書で最も科学的な内容になると思いますが、残念ながら今なお未知の点が多いため、やや歯切れの悪い話運びになることを予告しておきます。しかしそれでも、脳の科学が現在の精神医学のフロンティアであることは確かですし、今後も疾患概念のさらなる明晰化に貢献する領域であり続けるでしょう。

以上のような多角的な視点から強迫症を捉えることで、より包括的な理解が可能になると思います。それでは、まずは歴史の話から始めていきましょう。

1 強迫症の歴史

フロイトの強迫神経症

強迫的な症状の存在自体は古くから、医師からもそうでない者からも認識されていたといいます。それが明確に症例として初めて文献に現れたのは、１８３８年、フランスの精神医学者エスキロールによるものとされています。ただし、このときにはまだ疾患概念の方向性は定まりません。その後、ヨーロッパ諸国の医学者により、様々な強迫症例の記述と理論の模索が続けられました。

そんな中、今日に至る流れを決定付けた人物は、ジークムント・フロイトその人です。「精神分析理論」の言わずと知れた開祖ですが、彼は強迫を一つの疾患として確立したことでも知られています。当時はまだ精神疾患の概念が混沌としていて、強迫も様々な病態の中に分類されていました。その状況下で、他の病態の中から「強迫神経症」という病気を分離してのけたのがフロイトの業績というわけです。これが１８９４〜95年頃のことでした。

強迫神経症も、彼の精神分析理論の主要な対象として探究されていきます。精神分析というのは、ごく簡略化して説明すると、人間の無意識が持つ意味作用を、自由連想法という技法によって解釈し、これによって神経症を治療するという方法、ないし学問、ということになります。フロイトの文献では俗に「ねずみ男」や「狼男」と呼ばれる患者が有名ですが、このような症例の検討を通じて、強迫症状の分析が行われていきました。

ご存知の方も多いと思いますが、この精神分析は、人間の生活における性的なことがらを重要視することが特徴であり、精神病理の様々な側面を性的な問題に還元しがちです。特に強迫神経症は〝肛門期〟と呼ばれる２〜４歳の時期の性的なトラウマを病気の原因と考え、その前提の下で分析治療が進められました。今日ではこの種の考え方は精神医学の中心からは退けられていますし、本書ももちろん否定的な立場です。ただし、フロイトが発想した概念は他にも沢山あり、その一部は現代でも有用ですから、一概に誤りと見做すものではありません。当時としても精神分析の発想は画期的であり、フロイト以来、彼の弟子たちが理論を発展させ、特にアメリカで流行し、長らく精神医学の中心的存在にあり続けました。強迫神経症もご多分に漏れず、精神分析ないし心理学的見地による研究や臨床の対象とされていきます。

しかしながら、強迫神経症の治療成果は芳しいものではなく、〝難治〟の疾患と見做され続けました。しかも精神分析療法とは、たとえば1回50分程度のセッションを週に４回以上、３〜６年ほど続けるといった治療です。患者も治療者も非常に労力を要する上に、その効果は確実なものではなかったのですから、当時の苦労が偲ばれます。

神経生物学的視点への転換

一つの転機が訪れたのは１９５０年代です。その当時、ある種の内科疾患、あるいは薬物の投与によっても、神経症と同様の症状が出現することが判明していました。そのため、精神分析以外の視点、つまり「心」よりむしろ「脳」の問題として捉える神経生物学的な視点から病態を究明しようとする動きが強くなっていました。

１９５０年代後半、イミプラミンという薬物に抗うつ効果が発見されると、不安神経症を対象とした精神薬理学的研究が発展し、同時に脳内の生物学的なメカニズムの探究も活発になりました。そして１９６７年、強迫症状に対して、クロミプラミンという抗うつ薬の効果が初めて検証され、以降も研究が進められた結果、この薬剤の有効性が確立されました。

一方で当時の他の抗うつ薬では有効性が確認されませんでした。これらの事実によって注目されたのは、脳内で働く神経伝達物質の一つ、セロトニンです。クロミプラミンには薬理的な特性として強力なセロトニン神経系の活性作用があり、これが抗強迫効果に関わるものとして推測されたわけです。現在の定説でも、セロトニンの欠乏はうつ病や不安症状と深く関わるとされています。ちなみに、クロミプラミンは強迫症の治療薬として今でもしばしば使用されます。

他方、同時期に行動療法サイドの研究も進められていました。もともとは１９２０年頃、精神分析に批判的な立場から、主に動物実験から導かれた学習理論に基づき、行動療法が開発されたのです。１９５０年代には認知心理学が発展し、神経症症状とは、「不適応的な古典的条件付けと学習反応によるもの」と捉えられ、行動療法の体系化が進められました。強迫症患者にも試行され、１９６０年代には暴露反応妨害法（ＥＲＰ）が強迫に対して有効という報告がなされました。以降、ＥＲＰは現在に至るまで強迫の治療法として、薬物療法と共に主軸を成していきます。

このように、フロイトに端を発する精神分析的アプローチは限界が明らかになった一方で、薬物や行動療法の有効性が注目されました。その結果、強迫の病因や病態を捉える視点が、ますます「心」から「脳」へと転換していきます。

ＤＳＭ－Ⅲの登場

１９８０年、アメリカ精神医学会によりＤＳＭ－Ⅲという診断基準が出版されます。これは精神医学界において画期的な出来事でした。それまでの間、各国の精神科医の間で統一された診断基準は無いも同然だったからです。

このＤＳＭ－Ⅲの出版に際し、先ほどの「心」から「脳」への見方の転換の気運もあり、アメリカ精神医学会は精神分析理論からの脱却を目指しました。その目論見は病名に如実に反映されます。「神経症」という用語が廃止されたのです。このときに「強迫神経症」は「強迫症(Obsessive-Compulsive Disorder：ＯＣＤ)」へ病名が変わりました〈注〉。先に少し触れた〝無意識〟など、精神分析の病因論の中核を成す概念も排除されました。診断には過去のトラウマは必要とされず、あくまで現在の症状が評価されることになります。

注――ここで少々ややこしい注意点があります。当時の邦訳は「強迫症」ではなく「強迫性障害」でした。〝障害〟が〝症〟に訳し直されたのは2014年のことですから、「強迫性障害」の病名に馴染みのある読者も多かろうと思います。この変更は病気のイメージに関する社会的要請を考慮したものでした。具体的には、〝障害〟という言葉が含む不可逆的なニュアンスから逃れたいこと、児童の患者やその親に〝障害〟という言葉の響きでショックを与えることを避けたいこと、などが理由でした。英語名は特に変わっていません。本章でも現在の邦訳に従い、これまでどおり「強迫症」の病名で説明を続けていきます。

　DSM－Ⅲ以降も、1987年にDSM－Ⅲ－R、1994年にDSM－Ⅳ、2000年にDSM－Ⅳ－TRへと、定期的に診断基準が見直され、改訂されていきました。

　ここで疑問に思われる方は多いと思います。なぜ診断基準がこんなにコロコロと、しかも精神疾患全部ひっくるめて変更されるのか、と。これには精神医学特有の理由があります。本章のはじめでも少し触れましたが、これは疾患概念の〝曖昧さ〟によるものです。

　実のところ、ほとんどの精神疾患において、生物学的な原因がいまだ不明です。これは精神医学が抱えている、大きな課題の一つと言えます。というのも、大抵の身体の病気であれば、最強の武器、「病理診断」が使えます。つまり、顕微鏡をはじめ、様々なツールを用い、細胞レベルまで仔細に観察することで、原因の推定ができ、少なくとも疾患の分類ができます。疾患概念が立脚する確固とした基盤があるというわけです。しかし、精神疾患にはこの武器が使えません。脳をミクロに観察しても、認知症などの一部を除けば原因が見出せず、病理学的な分類もできません。病理診断が有効でないなら、他の検査で基盤を築ければまだよいでしょう。現にその方法は模索されています。しかし、それも残念ながら現在の医学研究ではまだまだ不十分なのです。

そうはいっても、診断、つまり疾患の分類は現実として行わなければなりません。検査所見という客観的評価が可能であるツールが使えない以上は、患者の症状に基づく主観的評価に頼る必要があります。患者の語る言葉を、各精神科医が自身の経験や知識、認識、理解力、価値観といったフィルターを通して評価するということです。しかしその主観的評価は、その基準が世界の精神科医全体でしっかりと統一できなければ、診断がバラバラになり共有できなくなってしまいます。これは思いのほか厄介なことで、実際、それが1980年以前の状況でした。DSM－Ⅲの登場により、初めて統一した診断基準がもたらされたわけです。訓練を受けた臨床家であれば同じ評価を下せるような、なるべく分かりやすい記述が心がけられました。

ただし、その診断基準は前提として暫定的なものでした。研究が進んで病態や病因が解明されれば、つまり客観的評価が可能になってくれれば、その都度診断基準をアップデートしていこうという妥協的合意があったのです。そして実際に、予定通り、数年ごとに診断基準が改訂されていった、ということなのです。

なお、当初の目論見は甘かったようで、幾度の改訂を重ねて40年以上経った現在でもいまだ病因の解明は今一つ進んでおらず、客観的評価は困難な状況が続いています。したがって、やはり診察する医師により診断が異なってしまうという問題は残ります。いわゆる〝診断的信頼性が低い〟というのは現在でも大きな課題なのです。

DSM-5とOCRD

２０１３年、最新の診断基準であるＤＳＭ－５が出版されました（なお邦訳は２０１４年で、このときに先ほど〈注〉で述べた訳名変更がなされました）。このとき、強迫症の疾患概念に大きな変化が生まれます。

それまでは強迫症は「不安症」（当時の邦訳は「不安障害」）の中に位置付けられていました。不安症とは、不安を主症状とした疾患が集まったカテゴリーの名称です。その中には強迫症の他、パニック症、社交不安症、広場恐怖症などが含まれていました。すなわち強迫症は、30年以上にわたり、れっきとした「不安の病」として存在を示してきたことになります。

しかし、ＤＳＭ－５において、強迫症は「不安症」の中から外され、代わりに「強迫症および関連症群（Obsessive-Compulsive and Related Disorders：OCRD）」という新設のカテゴリーに移されました。このOCRDの中にはいくつかの疾患が含まれていますが、名前のとおり、中核に据えられているのは強迫症です。そしてこのカテゴリーに共通する病理は「不安」ではなく、「とらわれ」と「繰り返し行為」なのです。詳しくは後で改めて解説しますが、強迫症の他に、ためこみ症（不用な物でも捨てられずにためこんでしまう）、醜形恐怖症（自分の外見にとらわれ、醜いと感じ、鏡で確認する・化粧品を買い漁る、といった行為を繰り返す）、抜毛《ばつもう》症（自分の髪の毛を抜く）、皮膚むしり症（自分の皮膚をむしる）といった疾患群で構成されています。

　すなわち現在の強迫症は、「不安の病」から独立したことになります。ということは、強迫は不安とは関係ない、という結論に至ったのでしょうか。否、話はそう単純ではありません。

　察しのついた方もいらっしゃるかもしれませんが、「不安」から独立した最も大きな理由は《ピッタリ系》の存在にあります。このタイプは、本書で折々に触れてきたとおり、「観念」をほとんど介しません。「ピッタリしない感じ」は現在の専門家間のコンセンサスでは「不安」とは異なるものとされています。このことは単なる精神病理学的な用語の定義の問題にとどまりません。年月をかけ、病態や治療法が異なるといったデータが蓄積された結果です。たとえば、脳の障害部位、遺伝的要素、好発年齢、特定の薬物の治療反応性、といったものが、《ピッタリ系》では他のタイプと異なることが分かってきたのです。

このような知見の蓄積もあり、強迫症は均質な疾患とは見做せなくなりました。異種性をその内に秘めた、複雑な疾患概念です。《確認系》や《汚染／洗浄系》は確かに不安や観念が関わりますから、「不安の病」と見做して間違いではありません。一方で《ピッタリ系》――「対称性や正確性」にこだわり、納得がいくまで完璧に「ものを正確に並べる」「きちんと整頓する」「行為を儀式的に繰り返す」といった症状――はそうではない。といってもこれらが違う疾患とまでは言えず、共通性をそれなりに有し、しかも同じ患者が時期によってタイプの間を遷移もしますし、合併もします。

このような複雑性は、実は強迫症の内部に限った話ではありません。外部もまた複雑なのです。先ほど触れたＯＣＲＤがそれに当たります。本書では一貫して「強迫症の精神病理は意外とシンプルで理解しやすいものだ」と主張してきました。それは全く誇張ではないのですが、一方で精神病理から視野を広げていき、脳のレベルや遺伝子のレベル、あるいは他の疾患との関連性までつぶさに吟味し始めると、途端に難解になります。

そろそろ話題の焦点を移しましょう。歴史の話はここで終え、現在の強迫症の周囲に目を向けます。ＯＣＲＤというカテゴリーに含まれる疾患は、いずれも強迫症と似た性質を持っています。そのため、これらが合併症となることもしばしばあり、その意味でも知っておくことは有用でしょう。

2　強迫症に関連した疾患群——ＯＣＲＤ

強迫症（ＯＣＤ）に関連する（Related）と書いてＯＣＲＤ。先に述べたとおり、このカテゴリーに共通する精神病理は、「とらわれ」と「繰り返し行為」です。ＯＣＲＤに含まれる主要な疾患を四つ、順番に見ていきましょう。

ためこみ症

ある意味、最も強迫症に近い疾患だと言えます。何せ「ためこみ症状」とは、もともと強迫症の症状に含まれていたのです。それが２０１３年のＤＳＭ－５の改訂で、強迫症から分離されました。

ためこみ症とはその名のとおり、物を異常なほどためこんでしまう病気です。いわゆる「ゴミ屋敷」のイメージが近いでしょう。その価値とは無関係に、所有物を捨てる（手放す）ことに苦痛や困難を感じるため、部屋が物で占拠され使えなくなってしまい、結果的に本人が苦しんでいる、あるいは生活に支障を来していることが診断の条件です。

もともと強迫症の一部だったときは、「大切な物や情報を捨ててしまうのではないか」という不安を強迫観念に、「捨てずにためこんでしまう」を強迫行為に見立てて成立していた概念でした。これはこれで間違いではなく、そのような症例は存在します。しかし実際の多くの症例では、本人にとってみれば〝強迫的〟な体験ではない、つまり過剰でも不合理でもない行動（＝やりたくてやっている行動）だと捉えられる傾向が、少なからずあることが分かりました。したがって、本人の価値観に則った行動と見做されるという点で、強迫症とは異なり、より性格的なものに近いと捉えられるようになったのです。さらに、研究が進むにつれて、他のタイプとは脳内のメカニズムや治療反応性の違いが大きいことも分かってきました。このようなデータの蓄積により、強迫症から独立したわけです。

とはいえ、共通した要素を持つのは確かです。実際、私にも、大切な情報を失うことを恐れて、特定の種別の物を捨てられないという症状がありました。この不安のテーマが極端に膨らめば、私の家はゴミ屋敷になっていた可能性もあります（おそらくその前に家庭に破局的危機が訪れていたでしょう）。

ただ〝典型的〟な「ためこみ症」の精神病理は、このような強迫性が乏しいというわけです。やはり、この病気も内部に異種性を持つと考えるのが自然です。

なお、「ゴミ屋敷の住人」イコール「ためこみ症」と見做すことには倫理上の問題があります。この疾患は、本人が〝ためこみ〟を問題のある行為と考えていなくても診断基準を満たすのです。たとえば、住宅がゴミまみれのために安全な環境が損なわれ、自分や他人に危険性が生じている場合がそうです。ところで、ゴミ屋敷というのはそれなりに近所や世間へのインパクトがあるため、しばしば周囲を感情的にさせます。となれば、本人が診断や治療を望んでいなくても、周囲が医療の圧力を加える動機が働くことになります。しかしそこで本人をいわば〝病気扱い〟すること、ましてやそれを理由に保安の対象にしてしまうことには、慎重にならねばなりません。たとえば運動不足や不摂生といった〝悪い習慣〟は、年単位で寿命を縮めるものの、病気とは見做されません。同じようにためこみ症状を単なる悪い習慣と見做すか、病気として治療の対象にするかは、本人のためを考え、個別の例で慎重に検討する必要があります。そもそも「ためこみ症」という疾患をＤＳＭ－５で独立させたことについて問題視する声もあるほどです（この辺りの意見は、レイチェル・クーパー著／植野仙経、村井俊哉訳『ＤＳＭ－５を診断する』〈２０１５年　日本評論社〉を参考にしています）。

醜形恐怖症

〝醜さ〟への恐怖、つまり自分の容姿を過剰に気にする病気です。外見への「とらわれ」とも言えます。本人が気にする外見上の欠点は、他人から見ても分からない、もしくは些細なものです。診断の条件にはこれに加えて、外見の不安に反応した「繰り返し行動」が存在する必要があります。たとえば、鏡の確認、化粧、整形、身繕い、他人との比較、家族への保証の要求など。これらが過剰であり、本人に苦痛や社会生活上の障害を生む場合に診断されます。

症状が進むと、強迫と似たような「回避」が生じることもあります。つまり、鏡が目に入ってしまうと身だしなみの確認が止まらなくなるため、逆に鏡を恐れ、見ないようにする、という具合です。この場合、たとえばレストランのスプーンの反射すら怖がるようになるかもしれません。このような病態は、強迫症の精神病理の構造と似ていて、背景には認知的な歪みによる不安が存在しています。ですので、強迫症と同様、時系列を遡って経過をつぶさに追うことで、行動原理の理解が可能になります。

抜毛症、皮膚むしり症

二つの疾患をまとめて取り上げます。症状と精神病理が似通っているためです。

抜毛症はその名のとおり、抜毛を「繰り返す」病気です。本人は止めようとしている、少なくとも止める努力を繰り返しているのに、それをコントロールできないことが診断の条件です。皮膚むしり症も同様です。皮膚を「繰り返し」むしります。止めたいのに止められません。

これらの精神病理にも異種性があります。つまり、意識を集中しながら行為に及ぶ場合と、無意識的・自動的に行われる場合とがあるのです。

前者の場合は、毛を抜く直前に緊張感が高まり、抜いたときの解放感や〝スッキリ感〟を追求する。あるいは皮膚のザラザラ感を不快に感じ、掻きむしって〝スッキリ〟する。これらは強迫症の《ピッタリ系》と関連が深いと考えられ、たとえば精神病理の面としても、理想の感覚を希求するという点や、直前に前駆衝動を伴う点が共通しています。

後者のように行為が自動化されている場合は、より習慣化が進んでいるものと思われます。これは強迫症でも言えることですが、当初は目的（この場合は〝スッキリ〟）を希求して行っていた行為が、何度も反復するうちに習慣となり、いつの間にか目的がショートカットされ、行動だけが定着する。こういった習慣化のメカニズムの存在が想定されています。

以上の四つがＯＣＲＤの主要な疾患になります。いずれも強迫症とは区別されているものの、実臨床上では、双方が連続する、あるいは併存することは少なくありません。その場合は複雑な経過や病像を有するケースが多いため、治療の際は強迫症と同様、精神病理を慎重に吟味することが重要になるでしょう。具体的には、どのような状況下で、何が症状の発動条件となり、どのような行為や回避を行っているのかを分析する。認知と行動の関係性において何らかの悪循環を見出せれば、その認知や行動に介入し、ブロックや修正の方法を検討する。薬剤をサポートとして導入する。この辺りが戦略になってきます。

続いてOCRD以外の、強迫症に伴いやすい疾患に触れていきましょう。これらの合併が治療方針を左右することもあり、無視することはできません。

3 OCRD以外の合併症

チック症、トゥレット症

昨今、発達障害に関する認知度は高まっています。後述する自閉スペクトラム症がその一つですが、「チック症」についてはあまり知られていないかもしれません。チックというのは、一般に本人の意図しない運動（運動チック）や発声（音声チック）が突発的に出現する症状を指します。ただし、中には衝動に駆り立てられ、止めたくても我慢できずに行ってしまう——つまり意図的で〝ある〟とも〝ない〟とも言えない——ケースもあります。これは注意を集中させれば頑張って止めることは可能なものの、代わりに強い不快感や気持ち悪さが伴います（このような性質は「半随意的」と表現されます）。

よくある運動チックは、瞬きや、首・肩・手の動き、顔をしかめる動作など。音声チックは、咳払い、鼻を鳴らす、「ん」と声を出す、など。もっと複雑になった場合はそれぞれ、ジャンプする、場にそぐわない汚い言葉（アホ、死ね、など）を発する、といった症状が生じます。運動チックと音声チックの、どちらか一方だけなら「チック症」、両方の存在で「トゥレット症」の診断になります〈注〉。これらは発達障害の一種とされ、18歳以前の発症が診断の条件に入っています。成長に伴って自然に症状がなくなることが多いのが特徴です。

注——正確には、発症後1年未満の場合は「暫定的チック症」、1年以上の持続で「持続性チック症」あるいは「トゥレット症」の診断になります。

さて、この疾患が強迫症と関連する点にはお気付きでしょうか。

チックは行動の前に前駆衝動が伴っています。先の抜毛症や皮膚むしり症でも触れたように、これは《ピッタリ系》の特徴の一つです。衝動が高まり、その衝動に耐えられずに行動に及んでしまう。もし耐えようと思えば、気持ちの悪さが強まって、甚だしい苦痛が生じる。こういった病理は共通しています。実際、チックと強迫症は合併しやすく、統計にも如実に表れています（児童〜青年期の強迫症患者のうち、20〜38%がチック症またはトゥレット症を合併）。

　第五章でも触れましたが、この合併は臨床的に重要です。チックを合併した強迫症の場合、薬物の選択に影響が出るからです。これはチックが自然消失した後でも成立する話であり、大人になってから強迫症の診断を受けたときに、過去にチックがあったことを覚えていれば、薬剤の選択の助けになります。ですから治療上、貴重な情報と言えるのですが、残念ながら統計を見ると、どうもチックがあったことを忘れている大人の患者は多いようです（児童のチック合併〔既往〕率に比して、明らかに大人のチック合併〔既往〕率が低いため、チックを覚えていない、もしくは意識すらしていなかった、という背景が推定されています）。

不安症

不安症とは、不安を主症状とする複数の疾患を含んだカテゴリーです。以前は強迫症も含んでいたことは既にお話ししました。不安症に含まれるいずれかの疾患と強迫症との合併率は概ね75％と、非常に大きな数字を示しています。典型的な強迫症は「不安」との関わりが強いため、不安症とは合併しやすいと考えられます。

ここでは不安症に含まれる主要な疾患を四つ挙げておきましょう。それぞれごく簡単に特徴を説明します。

社交不安症

人前で話をする、歌う、会食するなど、他人から注視されるような社交的場面に著しい不安を感じます。中核的な病理は「他人から否定的な評価を受けることや恥をかくこと」への恐れです。恐れる状況を「回避」することで、余計に不安が高まる悪循環が生まれることが特徴的です。

パニック症

予期せず突然起こる「パニック発作」が繰り返されます。程度差はありますが、典型的なパニック発作は、強烈な不安と共に、動悸・息苦しさ・めまい・吐き気といった症状を伴い、現実感が失われます。中核的な病理は、この発作そのものへの恐れ、すなわち発作により「死んでしまうこと」や「自分がコントロールできなくなること」への恐怖です。パニック発作自体を不安に感じることで、ますますパニックが誘発されることが特徴です。この疾患も発作を引き起こしやすい状況（運動など）を「回避」することで、余計に不安が高まります。

広場恐怖症

こちらもパニック発作を起こしやすい疾患です。パニック症との違いは、パニックを惹き起こす場面が固定されている点です。多いのは電車やバスといった公共交通機関、人混みなど。「助けを求められない状況」を恐れます。この疾患もやはり、不安を惹起させる場所を「回避」することで悪循環が生まれます。

全般不安症

俗に言う心配症の極北のような疾患です。恐れる対象が固定されない「浮動性の不安」を特徴とします。つまり生活上の色々な問題を、毎日のように過剰に心配してしまいます。家庭や、仕事、学校のこと。あるいは事故や自然災害。誰でも大なり小なり不安に思うことですが、この疾患ではその不安があまりに強く、身体にまで不調を来します。神経の高ぶり、筋緊張、頭痛、睡眠障害といった症状を随伴します。

うつ病

うつ病も強迫症の合併症として軽視できません。気分の沈み込みや意欲の低下をはじめ、様々な抑うつ症状を呈する疾患です。

「不安」と「うつ」というのは直感的にも結びつきやすく思えます。「不安」は〝予期の病理〟とも言われることがあるのとは対照的に、「うつ」は〝喪失の病理〟と言われます。実際の数値を見ても、合併率は約40～50％とやはり高率です。不安がうつを生みやすいのか、うつが不安を生みやすいのか、その病理の順序が気になるところですが、統計を見るところ、概ね同程度のようです。最近ではうつ病の診断時に、不安の強いタイプ（〝不安性の苦痛を伴うもの〟）を特定しますが、うつ病患者の約半数はこれに該当すると言われています。

うつ病の併存で最も危惧すべきは自殺のリスクでしょう。強迫症は症状〝それ自体〟ではまず死ななくとも、その症状のつらさから自殺を考える方は少なくありません。さらにうつ病を合併すると、自殺の危険性は高まってしまいます。

加えて、主要症状たる意欲の低下は、認知行動療法の遂行を困難にもします。治療戦略を考えるなら、基本的には強迫症の前に、うつ病の治療が優先されることになるでしょう。

自閉スペクトラム症（ＡＳＤ）

こちらも合併率が高い疾患です。強迫症との関係が複雑な部分があり、鑑別（病気の区別）について議論があります。その辺りも取り上げてみましょう。

自閉スペクトラム症（Autism Spectrum Disorder：ＡＳＤ）とは発達障害を代表する疾患の一つです。近年の認知度の高まりもあり、注目されている方は多いでしょう。２０１３年のＤＳＭ－５の改訂により、従来の自閉症やアスペルガー症候群が、ＡＳＤとして一つの疾患概念にまとめられました。

ＡＳＤにはいくつかの症状、あるいは特性があります。そのうち、巷で盛んに喧伝される症状がおそらく「社会性の障害」です。社会的コミュニケーションないし対人的相互反応の困難さ――いわゆる〝空気の読めなさ〟や〝共感性の乏しさ〟といったもの――が我々の社会の問題として中心的に取り上げられることが多いように思います。この問題については私なりの意見もありますが、本書では措《お》いておきましょう。

ここで我々が着目すべきASDの特性は、いわゆる「こだわり」です。たとえば「特定の習慣を頑なに守る」あるいは「興味を持った対象へ異常なほどに執着する」といった行動がASDではしばしば特徴的に認められるのです。こういったASDの「こだわり」の背景には変化を苦手とする心理が働いているとされます。ゆえに同じ状況や対象物を好む傾向があり、結果、同じ行動を何度も繰り返すといった特性も現れるわけです。

さて、この「こだわり」は、外から眺めると、強迫症状と非常によく似ています。実際のところ、これらは同一のものでしょうか。あるいは全く別の現象を見ているのでしょうか。実にこの点、専門家の間でも意見が分かれています。両者は〝連続的〟（同じ病理を見ている）という意見がある一方で、〝別々のもの〟（違う病理を見ている）という正反対の意見もあります。

前者の見解であれば、ASDの成長の中で、特性の変化が生じると解釈されます。すなわち、当初は「自分のしたいようにすること」であり、本人に苦痛や葛藤は生じていなかったのが、年月を経て本人や周囲の環境が変化することで、「こだわり」による生活上の支障が出現し、苦痛や葛藤が生じてしまう。専門的に言えば〝自我親和性〟から〝自我違和性〟への変遷が生じる。同じ「こだわり」の病理の内部で、ＡＳＤ的であったものが、強迫的に変化する、と捉えるわけです。

後者の見解であれば、ＡＳＤの「こだわり」は、好きでやっているのであって、本人は困っていない。「強迫症状」の場合は苦痛を感じている。これらの点を区別することで、ＡＳＤの患者に、別の病理として強迫症が発症したと解釈するわけです。

後者の見解を支持するものとして、このような例があります。ある患者は、施錠が不安でカギを何度も確認する癖と、最適な音が聞こえるように10時間かけてスピーカーの位置を調整する癖とを併せ持っていますが、本人の中では「前者は強迫だが、後者は強迫ではない」と考えているのです。つまり本人自身が「こだわり」と「強迫行為」を明瞭に区別しているため、ＡＳＤと強迫症を別個に併発していると捉えられるわけです。

このような議論もあり、実際の臨床上では、両者をどちらかに鑑別すべきか、あるいは併存していると判断すべきか、悩むケースがしばしばあり、精神科医にとっても難しい問題です。いずれにせよ、統計的には強迫症患者のＡＳＤの合併率は3〜7％とされ、これは一般人口の約10倍と、高い数値を示しています。

なお、脳内のメカニズムとしては、ＡＳＤの「こだわり」行動と強迫症状には共通性が見出されており、前者には後者の治療、つまり薬物療法やCBTが有効であるという報告があります。また、ASDを背景に有する強迫症の場合、一旦良くなっても通常以上に再発に注意を払う必要があります。これは先述のASDの特性「社会性の障害」により、対人関係のストレスを一般の人よりも遥かに受けやすい傾向があるからです。この点は常に念頭に置かねばなりません。

以上が主な合併症となります。OCRDも含め、それなりの数の精神疾患を列挙しました。本書では省略しましたが、強迫症と精神病理が共通する疾患は、まだ他にもあります。たとえば摂食障害や依存症がそうです。これらも合わせれば関連疾患は相当な数に上ります。そう考えると、強迫症とは精神の病が寄せ集まった雲の中に鎮座し、触手をあちこちに伸ばした巨大なタコのようにも見えます（そう見えるのは私だけかもしれませんが）。

次より本章の後半部に入ります。現在の科学研究では強迫症について、どこまで解明されているのでしょうか。まずは原因の話から始めましょう。

4 強迫症の原因

率直に言って、強迫症の発症に至るはっきりとした生物学的な原因は特定されていません。

たとえばこれが感染症の話であれば、これこれの細菌あるいはウイルスが原因です、と一言で答えられるのですが、強迫症にはそういった単一の原因は見つかっていません。おそらく、今後も見つからない可能性が高いでしょう。というのも、強迫症とは、様々な要因が相互的に作用して発症に至るものと考えられるからです。

ただし、現在の研究では、いくつかの〝発症しやすい要因〟は明らかにされています。そういった〝発症しやすさ〟を持つ人が、第二章で解説したような精神病理のレールに乗り、発症に至る、という理解の仕方が妥当でしょう。

ここでは、そういった現在ある程度の説明ができる発症の要因を三つ、ご紹介します。

遺伝

遺伝の影響がある程度関与していることは確かです。が、現時点では知見は十分とは言えません。

まず、家族研究で分かっていることは主に以下の三つです。

①若年発症例で家族内集積性が目立つ

②若年発症でも孤発例（血縁者に患者がいない例）は多数見られる

③チック症とトゥレット症の家族歴と相互関連性が見られる

チック症やトゥレット症と強迫症が合併しやすく、中でも《ピッタリ系》との関与が強いという話は先に述べました。これらは遺伝の関与が強いことが推測されます。

また、遺伝の影響が強いことと、若くして発症しやすいということにはつながりがあると考えるのが妥当でしょう。もともと発症しやすい下地があると、そうでない人に比べると早期に病気が発症する、ということです。ただし、若くして発症している人の中にも、遺伝との関連性を認めない一群が存在しているのもまた事実です。

もう一つ、遺伝子を解析した研究があります。

たとえば、脳内のセロトニンやドーパミンといった、神経伝達物質の異常が強迫症の発症に関わっているとされており（後述）、これらに関連した遺伝子の変異が調べられています。現時点でいくつかの遺伝子が発症に関与している可能性が指摘されていますが、まだ研究は力不足で、特定にまでは至っていません。おそらく一つ一つの遺伝子変異の影響は小さい、かつ多数の遺伝子が関わっている、いわゆる「多遺伝子疾患」であろうことが指摘されています。

まとめると、遺伝的に発症しやすい方々が存在するのは確かで、そのリスクは家族歴から多少の予測はできます。これは逆に言えば、環境因を常に考慮する必要があることを意味します。

要するに現時点では、強迫症は生まれ（遺伝）と育ち（環境）の両者が絡んで発症に至ると考えるべきなのです。

強迫症を持つ親は、自分の子供の発症リスクをしばしば心配されます。その気持ちはよく分かります。分かるけれども、遺伝的な心配をする前に、家庭内に強迫的な環境を作り上げていないか、何よりもまずそのことに注意すべきです。この点は第五章でも触れたとおりで、一部の子供の発症は、親の「巻き込み」の影響が少なからず想定されます。結局のところ、親が自分の強迫を治すことが、最も子供のためになると思われます。

感染症

先ほど「感染症とは違う」と言ってのけた直後で困惑されるかもしれません。実はある種の感染症を起こした後に、強迫症を発症する場合があります。ただし、常に誘因となるわけではないのです。説明します。

「A群β溶血性連鎖球菌」という、扁桃炎や咽頭炎の原因として知られる病原菌があり、これはしばしば「溶連菌」と略されます。この菌の感染後にリウマチ熱という合併症が生じることがあります。リウマチ熱は、様々な臓器を冒す可能性があり、脳（中枢神経）もその一つです。このときに起こる異常な自己免疫反応により、線条体という部位に機能異常を惹き起こし、その結果、強迫症やチック症が発症する例があるのです。ちなみに、このメカニズムによる一連の精神障害は、ＰＡＮＤＡＳ（連鎖球菌感染症関連小児自己免疫神経精神障害）と称されています。

ただ、溶連菌感染は子供にも少なからず起きるものの、この全てが強迫症やチック症を誘発するわけではなく、あくまで一部に認めるのみです。その発症しやすさの身体的要因もはっきりしていません。

線条体の異常は強迫症状の出現や維持に関与しています（後述）から、線条体にダメージを与える疾患があれば、強迫症の発症に影響を及ぼすのは道理です。ですから、リウマチ熱以外でも何らかの原因、たとえば外傷により線条体に損傷が起こった場合でも、やはり強迫症状が惹き起こされる可能性があります。

性格

「強迫症を発症しやすい性格はあるのか？」という疑問は多くの方が持たれると思います。実はこれも今一つはっきりとしたことは言えません。やや煮え切らない回答になることは否めませんが、以下に説明します。

ＤＳＭ－５には「パーソナリティ障害」という疾患カテゴリーがあります。性格の著しい偏りにより、自分や周りの人が困る状態にまで至った際に診断され、「○○性パーソナリティ障害」の形で、全部で10個の疾患名が用意されています。その中に「強迫性パーソナリティ障害」という、いかにも強迫症と関連が深そうな名前の疾患があります。実際、フロイトの精神分析以来、強迫症の原因を、「倹約、頑固、几帳面」といった特徴を持つ「強迫性格」に求める傾向がありました。その名残りが現在の「強迫性パーソナリティ障害」であるわけです。しかし近年、統計を取ってみると、実はこの性格が特別に強迫症に関連しているわけではないことが明らかになりました。厳密に言うと、この性格の中の「完全主義」という側面は、強迫症の一部のタイプの発症と関連している可能性があります。しかし一方で、「強迫性」以外の様々なパーソナリティ障害も、それぞれが多少なりとも強迫症の発症と関連しているようなのです。

　というわけで、これぞ、と言えるほどの特定の性格要因は見出せません。強いて言えば「完全主義」が一つの回答にはなり得るものの、必要条件でも十分条件でもありません。しかも、強迫症を発症する過程で二次的に生じた性格（つまり発症の原因ではなく結果）である可能性も指摘されています。

　もっとも、個々の症例で考察すれば、精神病理のレールに乗りやすいような何らかの特性や性格は見つかるかもしれません。その意味では、患者それぞれに対して要因を分析し、対応を考えることは有益と思われます。ただし、性格とは一朝一夕に変えられるものではなく、経験や成長を通じてゆっくりと変化するものです。生き様や人生観にも直結する、真に個別的な問題でもあります。したがって、性格に正面から向き合うとすれば、人生の全体を鑑みた上で、長期的な視点に立った対応が求められるでしょう。

5　強迫症の脳神経学

精神病理について触れた第二章では、患者の心の水準で起こっている主観的な現象を説明しました。ここではその対極に当たる話として、患者の脳内で起こっている現象を脳神経学的に説明していきたいと思います。

さて、何度か言及していることですが、強迫症の生物学的な原因は不明です。実際、脳神経学的にも、病態生理の多くがブラックボックスです。とはいえ、いくらか解明は進んでおり、有力な仮説も色々と立てられています。あまりマニアックな知見を紹介しても仕方がありませんから、本書では大きな仮説とその周辺知識を解説しておきましょう。大きく、マクロ（神経回路）の水準とミクロ（神経化学）の水準とに分けて説明します。

神経回路——OCD-loop 仮説

マクロの水準です。

基本的な前提として、ヒトの脳とは微小な細胞で構築された臓器です。その細胞の代表である神経細胞（ニューロン）が１０００億個以上集まり、相互に接続してネットワークを形成することで、脳内に複雑な神経の回路が構築されているわけです。この神経回路の水準での研究は、主に脳画像を解析することで進められます。

強迫症の脳画像研究では、ある神経回路の異常を原因とする仮説が提唱されています。その代表を「OCD-loop 仮説」と言います。それは、大脳皮質（Cortico）—線条体（Striatal）—視床（Thalamic）—大脳皮質（Cortical）回路（loop）、略して「ＣＳＴＣ回路」と呼ばれる回路の活性が異常に亢進しているという病態モデルです。以下に大体の要点を解説します（なおＯＣＤは強迫症の略称です）。

ＣＳＴＣ回路の中の大脳皮質とは、主に眼窩前頭皮質（Orbitofrontal Cortex：ＯＦＣ）と呼ばれる、前頭葉の特定の領域を指しています。ここは主に目的を指向する「行動」の起点となる機能を持ちます。線条体とは、大脳基底核と呼ばれる、行動の適応的修正を担う領域の主要な構成要素の一つです。ここはＯＦＣを含む前頭葉や大脳辺縁系（主に情動を司る、扁桃体を含む領域）からの入力を受けるゲートの機能を持ち、さらに視床の働きを制御しています。

視床は入力された情報を調整し、皮質（ＯＦＣ）に投射します。この回路が適切に機能することで、人間の行動が円滑に遂行できるとされています。

OCD-loop仮説とは、このＣＳＴＣ回路の調整障害を理論的基盤としています。つまり、線条体で制御障害が生じることで、視床を抑制する力が弱まり、その結果、ＯＦＣと線条体との間で相互活性が生じる。これは喩えて言えば、行動の「アクセル」が踏み込まれて暴走しているような状態で、これにより強迫症状が維持、増幅されると説明されます。

このような相互活性に関わる脳部位の活動性は、通常は「背外側前頭前皮質」といった、さらに上位の脳部位が機能することでブレーキがかけられます。たとえば、赤い郵便ポストを見て「血液が付いているかもしれない」「誤って触ってしまったかもしれない」と不安になり、手洗いに駆り立てられるとしましょう。これは「アクセル」に当たります。それに対し、「いや、血液なら分かるはずだ」とか、「仮に血が手に付着したところで感染力はないはずだ」といった冷静で理性的な判断（＝メタ認知）が、行動のブレーキに当たります。このブレーキが適切に作動することで、観念や行動は制御されます（この点は第三章でも少し触れました）。ところがアクセルが踏まれ続けると——つまりＯＦＣと線条体の相互活性が生じ続けると——次第に上位の脳からのブレーキ機能が低下し、ますます制御が困難になってしまいます。このような脳内のメカニズムによって、強迫行為が止まらなくなり、強迫観念も亢進し続けると考えられています。

ただしこれだけでは説明の付かないことも多くあるため、もっと広汎な回路の関与も考えられています。たとえば、海馬や扁桃体を加えた情動ループ。扁桃体とは「不安」を司る領域ですから、典型的な強迫観念にはまず間違いなく関与していると思われます。他にも注意機能や空間認知機能に関与するような回路も推定されています。

なお、既にご承知のとおり、強迫症には複数のタイプがありますが、そのタイプによっても関連する脳部位が異なると考えられます。それだけでなく、同一患者の中でも病期の違いによって関連性が変動するものと推定されています。率直に言って非常に複雑です。また先ほど紹介したOCRD、あるいはチック症、ASD、さらには摂食障害や依存症、特定のタイプの認知症（前頭側頭型認知症など）などでは、強迫症に類似した「とらわれ」や「繰り返し行動」が認められ、前述のメカニズムが大なり小なり関わっていると考えられています。こうした背景もあり、現段階では神経回路の異常を診断の根拠に求めることは現実的ではありません。

神経化学――セロトニン、ドーパミン、グルタミン酸

ミクロの水準です。

神経回路は沢山の神経細胞によって構成されていることを先に述べました。これら神経細胞

間の情報の伝達を担う化学物質は何種類も存在しており、それらは「神経伝達物質」と総称されます。強迫症では、少なくとも三つの神経伝達物質の働きの異常が推定されています。

一つ目は、セロトニンという神経伝達物質の機能異常です。その根拠は治療薬の効果にあります。

強迫症治療に有効なＳＳＲＩ（正式名称は〝選択的セロトニン再取り込み阻害薬〟でした）やクロミプラミンといった薬物は、いずれもセロトニンの活性を高める作用を持ちます。これらが一貫して効果を示していることが、セロトニンが病態に関与している根拠とされています。

ただし、セロトニンの機能異常が、どこでどのように関わっているのか、それがどのように作用するのかといったことは、ある程度の推測はされているものの、詳しくは分かっていません。また、ＳＳＲＩの治療効果を認めにくい一群（《ピッタリ系》など）も存在しているため、セロトニンの異常だけでは病態の説明が付きません。

二つ目はドーパミンです。

強迫症の《ピッタリ系》とも関連の深いチック症は、線条体におけるドーパミン系の機能異常の関与が推定されている疾患です。また、線条体は先述のＣＳＴＣ回路を構成する脳部位の一つでした。そして特に《ピッタリ系》においては、一般的にセロトニンに作用する薬剤だけでは十分な反応が得られず、抗精神病薬という種類の、主にドーパミンの働きを抑える薬を追加投与することが効果を示します。あるいは《ピッタリ系》以外のタイプであっても、ＳＳＲＩなどのセロトニン系の薬剤で効果が不十分な際、抗精神病薬の追加投与が奏効することがあります。これらの知見により、ドーパミンの病態への関与が推定されているのです。

そして三つ目、近年になってグルタミン酸が注目されています。複数の研究から、グルタミン酸の過剰状態がＣＳＴＣ回路の活性を亢進させているのではないか、という推測がされています。グルタミン酸系の薬剤は、２０２１年現在では強迫症の治療薬として保険適応されていませんが、今後使用される可能性があります。

これらの三つの神経伝達物質が、強迫症の病態生理に大きく関与していると推定されています。

以上のようなマクロの視点とミクロの視点の両者を組み合わせて、強迫症の脳神経学的な研究が進められています。今後、そのブラックボックスがどれだけ明らかにされるかは分かりません。研究の進展次第では、本書で解説してきた治療戦略は何らかの形で補強されることになるかもしれません。脳と心を表裏一体の関係と捉えるならば、双方の探究により、互いに新たな知見を提供し、より包括的な強迫症の理解へとつながることでしょう。

また、こういった脳神経学的研究の一つの産物は、強迫症を「脳の病気」と表現することへの説得力です。この表現は、「医学的治療が必要なもの」という観点を強化してくれます。本書のテーマとして、このような観点を提供してくれる脳神経学の恩恵も、また見逃せません。

第七章

患者と家族のための指南

強迫症状に日常が支配された患者や家族は、喩えるなら暗い森の迷子のようでもあります。進むべき方向が分からず、足元さえもはっきり見えない。闇雲に進めば余計に迷い、状況は悪化するばかりです。非常に悔しいことに、今現在も日本中の多くの患者と家族が強迫の森を彷徨《さまよ》い続けているのが実情です。

本書ではこれまで、私と松永の知識と経験を、強迫の森から抜け出すための〝地図〟となるよう、可能な限りロジカルに記述するよう心がけてきました。しかし、強烈な強迫症状に振り回されているとき、そのような理屈を意識する余裕に乏しいことがあるのも事実です。闇が深すぎれば、地図は読めません。そのようなとき、まず必要なのは一寸先を照らす〝光〟でしょう。

この最後の章では、そのようなイメージを念頭に、患者と家族のそれぞれに向け、理屈っぽさから少々軸足を移して、やや精神論に寄った指南を講じていきます。それは厄介な局面に対応するためのヒントにもなるでしょう。

便宜上、家族への指南から先に述べます。この病気は家族を巻き込む厄介な性質を持っていますから、お困りの家族は沢山おられるはずです。

1　家族への指南

患者を理解する

強迫症患者の家族は、大なり小なり疲弊していることと思います。とりわけ多くに認められる「巻き込み」による消耗は、半端なものではないでしょう。そもそも患者に強要される行為やルールは、家族にとってみれば理解困難・意味不明なものが多く、ほとんど無駄としか思えません。理解が及ばぬ理屈に訳も分からず振り回されていれば、誰だって苛立ってしまうものです。しかも相手が親密な家族ともなれば、「理解したいけれどできない自分」にまで腹が立ってしまうかもしれません。

実は患者側にとっても似たようなことが言えます。「どうして自分のことを理解してもらえないのか」と不満が溜まっているかもしれません。たとえば「お店で買ってきた品物を冷蔵庫にしまう際には、全て拭いて除菌しないといけない」という強迫行為の背景には、自分のためというより、むしろ「家族を感染から守りたい」という強い願いが隠れていることがあります。その脅威を打ち払うことに全身全霊をかけ、我が身を削ってでも家族を守るための行動と認識しているかもしれません。その決死の思いが家族に全く伝わらず、感謝もされないことに対して、強いストレスや悲しみを感じていてもおかしくはないでしょう。

この強烈な温度差が、そのまま家族仲のこじれにつながってしまいます。その結果、疲弊しきった患者の心の中で、「自分は愛されていない」あるいは「家族がダメだから自分は救われない」といったとんでもない誤解が生じ、患者と家族の双方に絶望的な状況が生まれることもあります。もしもそこに強迫症状による巨大な不安が重なれば、凄まじい負の感情のエネルギーが鬱積、爆発し、暴力という形を取ることさえあります。そうなってしまえば、家族関係そのものが破滅に追い込まれかねません。

このような不協和を解消するためにはどうすればよいのか。それには、何よりもまず、これらの不安や行動を「症状」であると、患者と家族の両者が認識すること。そして、その原因となっている病気の正体、それによって引き起こされる様々な現象、さらには相手の心情の理解に努めることです。当たり前と言えば当たり前ですが、非常に重要なことです。

患者が目指すべきは、自身の行動を冷静に見つめることができるよう、洞察やメタ認知を獲得していくことです。強迫症状の不合理性（バカバカしさ）を感じることができれば、その延長線上に家族が感じているであろう、いわば「さらなるバカバカしさ」が見えてくるはずです。

では家族はどうか。家族は、強迫症のことをある程度は知ったとして、実際に目の前の患者の心情をどのように理解してあげればよいのでしょうか。病気としての理屈はこれまで本書で延々と説明してきましたが、ここでは心情の方にフォーカスしてみましょう。

患者は例外なく努力家

まず確かに言えることは、患者は例外なく「ものすごい努力家」であるということです。強迫行為一つとっても、他者からの想像以上に膨大なエネルギーが注がれています。試しに、家族の方は患者の行動をマネしてみてください。もし患者が重症である場合、家族がそのマネに要したエネルギーの10倍、いや100倍が消耗されていると考えるべきです。大袈裟だと思われるでしょうか？　いいえ、これは全く誇張ではありません。それくらい強迫症状は精神的、体力的に負荷がかかります。それだけに患者はその苦痛と、強迫行為をやり切るための努力を理解されないことに、ある種の孤独感を抱えている可能性があります。

筆者（松永）の経験をお話ししましょう。ある小学生の男の子の患者がいました。ジロウ君としましょう。ジロウ君は自分の書いた字の正確性を追求する、《ピッタリ系》の強迫症状を持っており、授業の板書を書き写すことに非常に苦労していました。症状に苦しみ続けた彼は、あるとき母親に伴われ、松永の外来を訪れました。下を向くジロウ君の横で、非常に心配した様子の母親が松永にこう尋ねました。

「ノートも満足に取れないなんて、この子は大丈夫なのでしょうか？」

子を心配に思うばかりに出た言葉でしょう。しかし、この言葉は子供にとって酷でもあります。捉えようによっては否定的なニュアンスも感じられるからです。そこで松永はこう返答しました。

「いえ、お母さん。ジロウ君はすごいですよ。字が少しでも斜めになっていれば何度も書き直し、書き直し、ものすごい集中力を持って、完璧に正確な字を書き続けたんです。それを一学期の間も。そんなことは簡単にはできません。これはすごい努力ですよ」

松永の言葉を聞いていたジロウ君は、（松永も驚いたことに）泣き出してしまいました。

自分の苦労を肯定的に受容されたことで、溜まっていた感情が溢れ出したのです。逆に言うと、それまでは不安や苦しみを内に抱え、おそらくはある種の孤独を感じていたはずです。

この男の子に限らず、強迫症の患者は人知れずものすごい努力をしていると言えます。強迫行為とは、相当な集中力を要請される作業です。疲労が溜まっていても、どれだけイヤになっても、残念ながら強迫行為を止める理由にはなりません。むしろ逆に、そのように憔悴した状態であればあるほど、余計にムキになり、残ったエネルギー全てをつぎ込もうとします。特に疲労は強迫の「入口」も「出口」も悪くします。すなわち、より些細なことにも過敏に反応しやすくなり（入口）、より完璧な納得を求めるがあまり、ゴールがどんどん遠くなってしまい、最後には疲れ果ててエネルギーの枯渇にまで至ってしまい、ぶっ倒れるようにとどめを刺される（出口）のです。修行僧のように、毎日必死に強迫行為に打ち込みながらも、周囲の人には理解されず、ときには奇異の目で見られ、エネルギーが消耗されていくというのは、非常にハードなことです。

このような患者の苦労と努力を慮《おもんぱか》ってあげることは、患者にとっても、家族にとっても、非常に大事なことでしょう。

強迫状態時はキャラが変わる

一般的に、強迫観念に支配されている、あるいは強迫行為に没頭している最中は、他のことを考える余裕がありません。これらの強迫状態にあるとき、患者は何かに取り憑かれたかのようにキャラが変わることがあります。何せ「強迫行為を行わない＝人生が終わる」と、一時的にせよ、思い込んでいる場合も少なくないわけですから、まさに死に物狂いです。焦燥は苛立ちを生み、苛立ちは怒りを招きます。攻撃的な感情が湧き上がってしまうことも珍しくありません。さらに、この状態にしばしば「巻き込み」が伴うのです。

たとえば、自分が手洗いに集中したいとき、幼い我が子に「おやつまだ〜？」と話しかけられることにさえ、凄まじい怒りの感情が湧き上がることがあります。その結果、つい怒鳴ったり、叩いたりしてしまう。こういった感情や行動は少なからず強迫の病理に影響されています。

強迫行為の最中は完璧を求め、死に物狂いの全集中。もしも完璧を達成できなければ一からのやり直し（それは非常に苦しい）が待っていますから、それを邪魔するものは何であれ、全て怒りの対象になり得ます。それがたとえ可愛い我が子であったとしても。そんな厳しい強迫タイムを終えてしまえば我に返り、我が子への仕打ちを酷く後悔し、罪悪感に苛まれるものです（ちなみに、この後には多くの場合ルールが生まれます。たとえば自分が手洗いをしている間は「絶対に近付かない」「話しかけない」といったルールです。これは巻き込みの一種、「行為の強要」に当たります）。

無論、患者としても、このような攻撃的な感情を抑えるべきなのは確かです。ただし、そのためには意識的に、ある程度の冷静さを持って努力する必要があります。場合によってはそれが難しいこともあるかもしれません。少なくとも家族としては、まずはそういう心情になりやすいという事実を理解した上で対応する必要があります（その対応の方法は後述します）。

敵は強迫症という〝病気〟だと認識する

強迫症とはあくまで病気であり、性格の問題ではありません。このことは、ここまでの説明で読者には既に理解していただいていると思います。ところが、です。少し油断してしまうと、患者の強迫行為全体が、あたかも本人の性格的な弱さのように映ってしまい、つい感情的に苛立ってしまうことがあるのです。これは素人の方だけの問題ではなく、訓練された医療者ですらも陥りがちな罠です。なぜこのような勘違いが起こるのでしょうか。

理由は単純で、他人からは強迫観念が見えないけれども、強迫行為は見えるからです。本人にしてみれば強迫観念に伴う強烈な不安や、やむにやまれぬ前駆衝動に駆られた結果、嫌々ながらも強迫行為に追い込まれているわけですが、その理由や内面のメカニズムまでは他者からは見《み》透《とお》せません。さらに、強迫行為とは正常の行為の延長線上にあります。一見すると自由にコントロールできるはずの行為を延々と繰り返しているのですから、まるで本人が好きでやっているように見えてしまい、強迫観念や不安に駆り立てられている内面をなかなか想像しづらいのです。「手洗いくらいすぐ止められるでしょ！」という苛立ちが生まれてしまうのは、そういうわけです。

強迫症が長期に及び、慢性化している場合などは特に誤解が生じやすいと言えます。強迫行為が日常のルールや生活習慣に馴染みきって固定化することで、切迫した不安が余計に見えづらくなるからです。それでも本人がこの習慣を止められない背景には、「これを止めることで恐ろしいことが起こるかもしれない」といった不安がしっかり存在しています。たとえ周囲から見て必死さが感じられなくても、病気の支配下にあることに違いはありません。

これらの現象による無用な苛立ちを避けるため、我々が改めて理解しておくべきは、強迫観念のコントロールはほぼ不可能だということ、及び強迫行為のコントロールは非常に困難だということです。この後者の難題を、あらゆる技を駆使し、どうにかして制御を試みることが、まさしくCBTであり、本書の存在理由なわけです。なかなか想像が及びにくい不安や強迫観念の過酷さですが、我々は折に触れてその存在を想像しなければなりません。敵はあくまで強迫症という病気なのです。罠にハマって過度に感情的になってしまっては、敵の思うツボです。

「巻き込み」へどう対応するか

「巻き込み」は以下の三つのパターンに分けることができました。

保証の要求――「大丈夫かな？」と訊いたりして保証を求める。

行為の強要――他人にも清潔を強要するなど、自分のルールに従わせる。

行為の代行――カギの確認などの強迫行為を自分の代わりにやらせる。

これまで見てきたように、「巻き込み」は強迫行為の一種であり、そこに生産性は一切ありません。家族が「巻き込み」に応じることは、患者の疾病構造の強化に与することを意味します。それを知っていてもなお家族は「良かれ」と思って「巻き込み」に応じてしまうものです。確かに、少なくとも一時的には患者を安心させ、場合によっては感謝すらされるのです。「巻き込み」の応需が家族としての正しい行いだと思い込んでしまっても不思議ではありません。

逆に「巻き込み」に応じなければ、不安で苦しむ患者を横で見続けることになりますから、まるで自分が間違ったことをしているかのように感じられるかもしれません。このジレンマは強迫症家族の多くが経験します（私の家族もそうでした）。

しかしながら、言われるがまま「巻き込み」の要求に従い続ければ、次第に患者の強迫症状は悪化していきます。そしてその要求も際限なく拡大していき、そこに限界はありません。多くの家族は「ここまで要求に応えたのだから、これ以上はもうないだろう」と思ってしまうものですが、残念ながら次はその上を行き、どんどん要求が増え、かつ細かくなっていきます。これは絶対です。手洗いや確認といった強迫行為が無限に完璧性を追求するのと同じ構造で、そこにはキリもゴールもありません。たとえば保証を要求された際、はじめのうちは「大丈夫」と答えるだけで済んでいたとしても、次第に答える際の誠実さや表情の真剣さなどにもこだわるようになる。「答えるときに眉が動いた」「目が笑っていた」「声が怒っていた」など細かい点で気に入らないと、何度もやり直しを要求されるようになります。

当然、家族がそれに応じることも困難になっていきます。結果、必ずどこかで破綻します。家族は本人に応えきれなくなり、そのことで本人は絶望を感じてしまう。これは家族の関係性にひずみが生じることと同義であり、非常に良くない展開です。したがって、基本的には「巻き込み」に応じることはＮＧです。

とはいえ現実的には、これまで患者の要求に全て従っていたような家族が、突如要求を一切拒否するというのも、双方にとって耐え難いものでしょう。患者にとってみれば心の頼りを突如断ち切られたようなものですから、間違いなく「見捨てられた」という感情を抱きます。それは怒りの感情に変わることも稀ではありません。ハードランディングは怪我のもとです。最終的な目標としては「巻き込まれゼロ」を掲げつつも、さしあたっては増悪を防ぎながら、ゆっくりと勢いを削っていくべきでしょう。ソフトランディングできるよう、落とし所を探っていくのです。ここではそのために有効と思われる技を、段階的に三つ、挙げてみます。

一つ目は、少なくともこれまで以上の「巻き込み」には応じないことです。火災や盗難に関する確認の保証や代行も、「清潔な場所」に触れてはいけないというルールの強要も、従う回数や質を上げないことです。妥協しても、せいぜい現状維持で止めるように心がけることで、理屈上、巻き込みはそれ以上酷くなりません。これは手洗いや確認に対するＣＢＴの入り方と同じです。既にご承知のとおり、強迫とは行動をエネルギー源として持続・成長しますから、「巻き込み」という行動も増やさないことが大事なのです。そのためには、今現在、どのような「巻き込み」が習慣化しているのか情報を整理しておく必要があります。

二つ目は、家族が指摘して本人の自覚を促すことです。たとえば「あんたそれ、『巻き込み』やで」と言ってあげる。何を今更と思われるかもしれませんが、意外と大事なことです。

巻き込みが常態化していると双方意識しづらくなっている上に、患者にとって不安に支配されている時間は無我夢中ですから、意外な方向から飛んできたボールに「ハッ」と我に返ることができます。そしてあわよくば「ぐぬぬ……」となります（ちなみにこれは私の台詞です）。つまり今の行動がまさに「巻き込み」である、止めなければならない、と自らを抑えるブレーキを踏むチャンスが生まれるわけです。本人自身、「巻き込み」は本来良くない行為だと分かっていることが多いため、声かけだけでも、ちょっとしたブレーキになり得るのです。

三つ目はこれらを進展させ、もっと治療的に「巻き込み」を減らす方向へ双方で「取り決め」をすることです。たとえば保証は1回以内に抑え、それ以上は追求しない。この場所は汚されても文句は言わない。手洗いの強要には従わない。このように実現可能で双方が妥協できる約束を定め、それを徹底的に守り、少しずつハードルを上げていくのです。

要するにＣＢＴと同じ要領です。ただし「巻き込み」の場合は対象がモノではなく人間ですから、意義の共有と対応の一貫性が特に重要となります。そのためには、双方が「巻き込み」の本質を――何ら生産性が無く、それにかける時間やエネルギーは無駄であり、先に待っているのは破滅だけであることを――理解しておく必要があります。

ただ、実際にこういった取り決めを家族と患者だけでやろうと思うとなかなか難しいものです。様々な感情（見捨てられ感、罪悪感等々）が複雑に絡み合うためか、しばしば取り決めた内容が徹底できず、対応の一貫性が失われ、結果、持続困難に陥ってしまいます。そのため、できれば主治医に第三者の立場から介入してもらうことが望ましいでしょう。あくまで強迫を治すための「課題」としてルールを設定し、両者に順守を促す形式の方が、遥かにうまくいきやすいのです。たとえば主治医の方から「患者は多少不安でも1回で我慢する」「家族も1回は誠心誠意対応し、それ以上は絶対応えないよう徹底する」というふうに双方に指示してもらいます。患者・家族・主治医の三者でスクラムを組み、全員で合意・共有したルールに従って突き進むことをお勧めします。

結局のところ、「巻き込み」を減らすということは、強迫症状を改善させることに他なりません。いかに強迫という病が個人の問題を超え、家族にまで食い込んでいることか。良くも悪くも、家族の対応が病気の予後を左右してしまう性質を持っているわけです。別の言い方をすれば、本人が変わるためには、家族も変わる必要があるのです。不憫だ、かわいそうだ、と思うだけでは結局患者を救うことはできません。言うまでもありませんが、患者本人としても、このような家族の対応を他人事として捉えず、チームワークを意識しなければなりません。患者と家族は、強迫の克服を共通の目標とした、一つのチームなのです。

暴力を伴う「巻き込み」への対応

家族が「巻き込み」への対応を一貫させ、治療的に患者を応援したいと考えても、ときにそれを難しくするものがあります。要求に応えないことで引き起こされる可能性がある、患者からの暴力と、その怖さです。

既に述べたように、強迫状態では必死さのあまり、キャラが変わることがあります。家族が患者の定めたルールに従わなければ、あるいは患者の強迫行為の邪魔をしてしまえば、普段のキャラとは全く異なる「キレやすさ」「怒りの激しさ」といったものが露わとなり、ときに激しい暴力行為に至り、その恐怖により絶対服従させようとする場合があります。いわば恐怖政治により、家族を思うようにコントロールしようとするわけです。たとえば患者が手洗いをするときには「テレビをつけてはいけない」「一切会話をしてはいけない」といった統制です。

暴力行為の中では、叩く、殴る、蹴る、あるいは暴言を吐くといった例が多いのですが、稀ながら刃物を持ち出すなど、生命の危険を感じさせる例もあります。もしも患者の子供がこのような行為を体験した場合、後にトラウマとなって、長期間にわたり精神の健康に悪影響を及ぼす可能性すらあります。

このような暴力に逆らうことは怖いと思います。家庭の外側にいる人間からは容易には想像の及ばぬ事情もあろうと思います。それでも、行うべき正解は、家族の毅然とした対応です。暴力には「ＮＯ」と伝えるべきです。たとえ強迫という病気が原因にあるとはいえ、家族へのインパクトの重大性を鑑みれば、虐待、あるいはドメスティック・バイオレンス（DV）と同様に捉え、対処する必要が出てきます。主治医がいればまず相談すべき案件ですし、この点は入院治療を積極的に検討する理由にもなります。万一、より切迫した状態で危険性が高いと判断される場合には、警察への通報もやむを得ないでしょう（その際、余裕があるならば事前に警告しておくことが望ましいでしょう）。

　家族の毅然とした対応は、結局は治療的な効果を生みます。対応は早ければ早いほど有効です。見て見ぬふりをして放置すると、結局はエスカレートする一方ですから。もちろん家族にしてみれば、このような厳しい対応自体に怖さを感じるかもしれません。しかしこれが（子供がいるならば）子供を、さらには患者本人を救う手立てになるのだと是非お考えください。そして、このような易怒《いど》性や暴力性は、あくまで強迫により変えられた一時的なキャラに基づくものであり、通常は病気が良くなることで元のキャラに戻るということをご承知おきください。ですから、患者との信頼関係を諦めずに維持し続けることは非常に大事なことです。

家族が強迫の〝トレーナー〟になる

「巻き込み」をストップさせることは、患者と家族の関係性を守るだけでなく、少なからず治療的意義があることを述べました。それだけでも家族が果たす役割は十分だと言えますが、余力があれば、さらに踏み込むことも可能です。言うなれば、家族は〝トレーナー〟になれる可能性があるということです。

当たり前ですが、主治医や臨床心理士は患者に24時間付き添うことはできません。診察の頻度は重症度等に応じてケースバイケースですが、平均的には2週間に1回程度といったところでしょう。その1回当たりの診察の時間も決して長くは取れません。CBTを実施している場合はそのわずかな時間で次の2週間の行動の指針が決定されます。これが「宿題」です。患者は診察時の内容やアドバイスを胸に、日常生活で宿題に取り組むことになりますが、その完遂はそう簡単ではありません。むしろ簡単すぎると治療効果が乏しくて宿題の意味がないため、少し難しい（けれどできないほどではない）くらいの宿題が出されるのが通常なのです。

必然的に、患者は頑張らなければいけません。覚悟さえあれば乗り越えられる――という精神論も時には大事かもしれませんが、できれば何らかの武器が欲しいところです。知識はその一つです。本章の後半で述べる指南を含め、本書を通じて得られる知識はきっと頼りになるはずだと私は信じています。とはいえ、それ以上に強力な武器になり得るものがあります。それはナマの質感を伴う「主治医の言葉」です。やはり直接訴えかけられる、情感伴うメッセージは強く心に残るものでしょう。それを繰り返し胸に刻み込むうち、心の中に「リトル主治医」的存在を出現させられるかもしれません。これを飼い慣らし、強迫行為に及びそうになれば、ホワンホワンと主治医の顔を思い浮かべ、彼（彼女）に活を入れてもらう。こういった患者は、実は結構多いのです（やや滑稽な表現で書いていますが、決して洒落ではありません。これは「内面化」と呼ばれるプロセスを述べています。ちなみに私（亀井）は「リトル松永」を内面化していました）。

ただ、このリトル主治医、基本的には診察から時間が経てば経つほど、記憶の薄れと共に少しずつ消えていってしまうものです。そうなると「もう1回確認すればもっと安心できるよ」とか「気持ちをスッキリさせて次に進む方が効率的だよ」といった悪魔の囁きならぬ「強迫の囁き」が「リトル主治医の囁き」を凌駕してしまい、結果、強迫に負けやすくなってしまいます。

そろそろ私が言いたいことがお分かりでしょうか。そう、家族はこのリトル主治医の言葉を代弁する〝トレーナー〟になれる可能性があるのです。「巻き込み」は患者→家族というベクトルでしたが、トレーナーはその逆で、家族→患者のベクトルに転じるわけです。攻守逆転、一転攻勢です。家族がこれを実行するためには、強迫の病理の理解と共に、ＣＢＴの指針や意義、そしてその都度の課題（宿題）を患者と完全に共有しておく必要があります。そのためにも診察にできるだけ付き添うことをお勧めします。

この方法がうまくいけば治療の速度を上げられるかもしれません。患者の横にスポーツジムのトレーナーのように付き添い、励まし、活を入れ、尻を叩くわけです。「確認しない！」「その行動を止める！」「主治医の先生、なんて言ってたかなぁ？」などなど。今のイメージテーマは「微笑みの鬼トレーナー」でしたが、家族関係は多様ですから、それぞれに見合ったやり方を見出せばよいでしょう。

なお、注意していただきたいのは、今述べたトレーナーの役割はあくまでオプションだということです。家族に十分な余力がある場合に、あわよくばこのような戦略もあり得るというレベルの話であって、家族が治療者としての責任まで背負い込む必要はありません。CBTの成否は最終的には患者本人次第です。うまくサポートできたら儲けもの、くらいのスタンスがちょうどよいでしょう。

患者が引きこもりになっている場合

強迫症状が原因で引きこもりになるケースは少なからず存在すると思われます。もちろん、完全な引きこもりだと病院に受診できませんから、統計に乗せることが困難です。したがって、世の中の引きこもりのうち、どのくらいの割合が強迫症を原因とした引きこもりなのか、正確な数値はよく分かりません。確かなことは、強迫症の重症化の坂道を転がりきった果てには、多くの場合引きこもりが待っているという精神病理学的事実です。

大抵の場合、これは「回避」という症状がもたらす結果です。《汚染／洗浄系》なら、たとえば家から1歩外に出れば汚染物質だらけ。《確認系》なら、たとえば外で落とし物をする不安。どちらの場合でも外出自体を怖がることに加え、よしんば外に出られたとしても、帰宅時に待っている膨大な洗浄行為、あるいは外出中に強制される確認行為がつらすぎるという点も、動けない理由になっています。これまで何度も口を酸っぱくして、「回避は厄介である」「たちが悪い」「回避だけは回避して欲しい」、という旨を述べ続けているのは、結構な部分、これが理由です。

　その他、外出前に必要な手続き（儀式）の過酷さも引きこもりの原因になり得ます。たとえば、《汚染／洗浄系》の中には、自分自身を汚染源と考えている患者がいます。この場合は、周りを汚染しないために、外出前の入浴に多大な時間とエネルギーをかけてしまい、家を出る前に既に動く力を失っています。あるいは《ピッタリ系》で、物の配置にこだわる患者は、外出前に一つ一つの物が自分の決めた場所にちゃんと置かれていることの確認を何度も繰り返して疲れ果ててしまうかもしれません。《確認系》でも同様です。外出前の窓やガスの元栓、カギの確認にキリがなく、いつまでも安心感が得られないため結局外に出られなくなります。

　このように様々な経路がありつつも、ゴールは同じ「引きこもり」です。そうなる前の治療介入が望ましい一方、既に引きこもりに至っている場合はどう対応すべきなのでしょうか？

これは残念ながら簡単ではなく、本書でも大したことは言えません。それでもできる限りの助言は講じておこうと思います（なお、ここで記述するのは、あくまで強迫が主たる原因として引きこもっている場合です。他の場合についてはたとえば斎藤環『中高年ひきこもり』（2020年 幻冬舎新書）等、他の成書を参照いただくことをお勧めします）。

王様を支える構造を崩す

まず話の前提は、患者が完全に引きこもっていて、病院を受診するだけの意志の力、ないしモチベーションが無いものと仮定しておきます。目標は患者本人を病院に受診させることです。これができれば治療を始められますし、これができなければ始まりません。なお、訪問診療という選択肢もありますが、これができる地域は限られているため、例外としておきます。

さて、厳しいことを言わなければいけないのですが、残念ながら引きこもりの背景には、その構造を支えてしまっている家族の存在があります。なぜ本人に受診するだけのモチベーションが無いかというと、多くの場合、本人はそこまで困っていないからです。もちろん病気の症状で困ってはいるが、その症状は大部分、家族が肩代わりしてくれている。そのために暮らしを維持することができており、その点ではそこまで困りきってはいない。

2004年の映画『アビエイター』をご存知でしょうか。レオナルド・ディカプリオ主演で、実在の大富豪、ハワード・ヒューズの半生を描いた作品です。彼は重度の強迫症の患者でもあり、その症状に悩まされる様子が全面に演出されていました。終盤、彼がとある部屋にかなりの期間、引きこもるシーンがあります。部屋中のペットボトルに尿をためこんでいるカットが印象的ですが、彼が長い間引きこもりでいられた背景には、間違いなくそれを支える部下の存在がありました。実際のハワード・ヒューズも晩年はホテルのスイートルームに引きこもっていたという話ですから、彼の疾病構造と、大金持ちがゆえに配下が大勢いた事実とは、どう考えても無関係ではないでしょう。

例を挙げてまで遠回しに私が言いたいのは、本人があたかも王様のように君臨し、家族を「巻き込み」つつ意のままにコントロールしているケースが少なからずあるということです。この場合、本人の苦労は少ない。ゆえにわざわざ苦痛を感じてまで病院に行く動機は芽生え得ないでしょう。

なぜ家族がそこまで言いなりになって本人を支えてしまうのか。理由は二つ考えられます。一つは、罪悪感です。患者本人が今の強迫症状に苦しんでいるのは、自分たちが何かに失敗してしまったからではないか？　そう考え、患者を不憫に思う気持ちから、良かれと思って本人の生活を支えてしまう。もう一つは、恐怖です。言うことに従わない場合に、嫌がらせをされる、あるいは暴力を受けることもあります。「大声を出して近所に迷惑をかける」という脅しにより、渋々言うことを聞かされている家族もいます。

患者を支えたくなる気持ちは十分理解できますし、その苦労は察して余りあります。しかし、お分かりと思いますが、この構造を支え続けることは、決して本人のためにはなりません。本人の行為を代行することは、その分、本人の能力を落とすことを意味します。その上、一度肩代わりしてしまった行為は、本人が変わらない限り（つまり治療を受けない限り）、二度と本人に戻すことはできません。この変化は一方通行です。

忘れてはいけません。目標は、自分が犠牲となって本人に快適に過ごしてもらうことではなく、あくまで治療に持っていくことのはずです。本当に不憫に思うのならば、一時的には本人が困ろうとも、カバーを止めていかなければいけません。少なくともこれ以上強迫を育てないためにも、まずは「ここで止める」ことです。そのためには、先述の「巻き込み」への対応に準じて、家庭内で行動の一貫性を図っていくことが必要になります。

「ローマは一日にして成らず」と言います。患者があたかも王様のように振る舞い、家族を家来のように扱う構造に至っていたとしても、本を正せば単純な「巻き込み」から始まっていたはずです。先述のハワード・ヒューズもおそらくそうでしょう。周囲がヒューズの要求に従う中で、強迫にどんどんエネルギーが蓄えられた結果、周囲が完全に巻き込まれ、彼自身も機能不全に陥るまでに強迫が育ちきってしまった。しかし、どの段階であれ、今更もう遅いということはないはずです。繰り返しますが、まずは「ここで止める」ことから始めるのです。

なお、引きこもりの患者を王様に見立てて説明しましたが、ある意味本人もまた家来としての側面を持っています。その上の真の王様、いわば「強迫大魔王」の支配下にあり、まるで催眠状態にあるかのように、その命令に突き動かされているのですから。

筆者（松永）の外来にも引きこもりの家族が訪れることが時折ありますが、残念ながらほとんど本人の治療にまでつながっていません。想像以上に難しい事情があるのだと思われます。それでも、家族から状況を伝えてもらい、患者を治療に導くための方針を話し合うこと、また患者の要求にどこまで応えるべきか、対応を一貫させることの治療的意義と正当性を認識してもらうこと。こういった地道ながらも、ケースに応じた相談には大きな意義があると考えています。少なくとも、現在の対応が治療的に正しいかどうかを確認することは、家族の安心感や自信につながり、それは結果的に「患者にしてあげられること、してあげられないこと」を峻別し、毅然とした対応ができることに結びつきます。その中でできる範囲で現状の構造を崩し、患者自身の受診のチャンスを見つけて欲しいと考えています。また、その際に武器になるのは、本書で一貫して主張している強迫症の「知識」であろうと、我々は思います。

2 患者への12の指南

私が言うのもなんですが、強迫症の患者の多くは非常に苦労して日常生活ないし社会生活を送っていることと思います。不安による苦痛に耐え、強迫行為により体力と精神力を消耗し、人知れず努力してきたであろう患者に対して、「よく今まで頑張ってきた」と、エールを送りたい気持ちが、精神科医兼当事者である私にはあります。

本書を記す最大の目的は、強迫症患者である、あなたの助けになることです。この最後の節で、言い残していた助言を述べます。前の方は実践寄りですが、後ろに行くに従って精神論寄りの心構えを講じています。

①鉄則を活用せよ

第三章の治療戦略において、三つの鉄則を紹介しました。今一度ここで簡単に示しておきましょう。

鉄則一『時間・空間・エネルギーを与えるな』——強迫症はその性質上、患者の生活の空白部分に忍び込み、症状を拡大させてしまいます。余分な時間や引きこもりの環境は強迫へのエサになるのです。日常生活の時間を持て余さないように、特定の空間に居続けないようにすること。そのためにも、自分が楽しむための趣味的な活動、あるいは家族や社会貢献を意識した生産的な活動などを目的として、なるべくバラエティ豊かなスケジュールを目指しましょう。

鉄則二『逃げない・繰り返さない・巻き込まない＋グダらない』——すなわち逃げずに不安に暴露し、不安を解消する行為を繰り返さない。これは暴露反応妨害法（ERP）の規範そのものでした。この鉄則を順守できることは、CBTの成功を意味します。中でも特に『逃げない』を重視すべきです。「回避」という症状は殊の外厄介である、という話は繰り返しお伝えしました。

鉄則三『2回ルール』——先の『繰り返さない』の落とし所として設定した数値です。強迫行為を制御するための一つの基準として利用してください。「不安を解消する行動など、1回で十分なところを、2回もやっているのだから、それで大丈夫に決まっている。3回以上やったら、逆に訳が分からなくなってしまう。最初から2回に統一しておこう」という要領です。

これら三つの鉄則はショートフレーズであることに意味があります。頭に入りやすいし、土壇場で咄嗟に取り出しやすいからです。原則として、これらの鉄則が順守できれば、高確率で強迫症は快方に向かうはずです。是非、頭に入れておいてください。

②例外を作るな

原則的にCBTとは、やりたくないことをやる治療法です。ですから、甘えたい気持ちが出るのはごく自然なことです。つい、「ここはしんどいから3回くらい確認してもええやろ」「ここはキツいから触らんくてもええやろ」と例外を作りたくなるものです。しかし、残念ながらそのような隙間から強迫は侵入してくるものです。

CBTで叩かない部分は、必ず生き残ります。小さな火でも、見逃せばいずれ再び火事になります。症状の再燃を許さないためにも、是非とも例外を作らず、行動を徹底したいところです。

③強迫を外在化する

松永は臨床の現場で「強迫大魔王」という比喩を使用することがあります。要するに、強迫観念とは「強迫大魔王」があなたの心に吹き込むイメージであり、強迫行為とは「強迫大魔王」が命令して行わせようとする行動だというのです。

これは一種の「外在化」と言うべき手法で、病気を患者の意思の外側にある存在として認識させるための方便です。これにより病気を俯瞰して戦略的に対応することができる——つまり「メタ認知」の形成を促すことができる——というわけです。強迫症とは病気であり、「私」とは異なる存在であり、打ち倒すべき敵である、というメタ認知。このことで「私がやりたい、やるべき行動」と「大魔王が命令する行動」とを切り分けることができれば、CBTが非常にやりやすくなります。

無論、名付けるだけで行動を峻別できれば苦労はしません。強迫は往々にしてグレーゾーンを攻めてくるからです。一見すると自分のため、家族のためであるかのような行動を強いてきます。少し前の例で挙げた「買ってきた物を全部拭く」というのも、本人は家族のためと思い込んでおり、大魔王の命令だと最初は分かりません。必要に応じて、主治医や家族に確認したり、モデルにしたり（モデリング）して、認知に修正を加えなければいけません。

要するに、これはちょっとした小技のようなものです。ネーミングももちろん強迫大魔王である必要性はありません。松永と私（亀井）の間には世代のギャップがあるゆえ、私としては『ハクショ○大魔王』みたいで、少々ダサいのではないか」という印象が拭えません。自分にとって馴染みやすい、かつ悪役的なイメージであれば、何でも構わないと思います。ひとつ試してみるのも悪くないでしょう。

④迷ったときは〝幻〟

とりわけ認知の問題が介在するタイプ、つまり《確認系》や《汚染／洗浄系》の患者は「強迫観念と正常の不安の区別が付かない」という現象を時々経験します。たとえば「本当に人を怪我させた気がする」「本当に感染の危険があるものに手を触れた気がする」など。このとき患者は相当な葛藤に苦しみ、不安の炎に精神を焼かれています。治療のためには強迫行為をしてはならない。しかし、これは「本当に必要な行動」ではないのか？　というせめぎ合い。

　難しい判断のように思われますが、実はこのように判断に迷っている時点でまず間違いなく強迫観念です。文章化すると分かりますが、〝本当に〟と〝気がする〟という言葉がセットになっている時点でちょっとした矛盾が生じています。真に必要な不安とは、基本的にはすぐにそれと分かるものであり、迷いません。何かあったら気付きます。

　なお、この現象は「思考と行動の混同（Thought-Action Fusion）」とも呼ばれます。安心を求めて自分の記憶を辿っても、「絶対に〇〇していない」という根拠を見つけることはほとんどできません。その中で、「もしかして自分が〇〇してしまったのではないか」「いや〇〇してしまった」というふうに記憶がすり替わってしまう。可能性が１％でもあれば、いつの間にかそれを１００％と見做してしまい、思考が実際の行動を上書きしてしまう。

　しかしながら、思考は行動を超えません。自分がそれをしようと思わない限り、その行動は起こりません。何かあったら、必ずその時点で気付くはずです。何も気付かなかったなら大丈夫。「過去の自分」を信じてあげてください。

⑤それは私の管轄ではありません

加害に関する強迫観念を持つ患者の特徴の一つに、「周囲の責任を背負い込みすぎる」というものがあります。たとえば、「道路に落ちているタバコを無視したら、実はそのタバコの火が消えていなかったのではないか？」「それが風に飛ばされて新聞紙に燃え広がるのではないか？」「火事の責任は、気付きながらも放置した自分に押し付けられるのではないか？」

たくましすぎる想像力によって、罪悪感と恐怖に修飾された「死のピタゴラスイッチ」が形成されてしまっていますが、もちろんそんな責任を背負い込む必要はありません。人助けは結構なことですが、そのモチベーションが強迫観念に由来するのはまことに不健全です。人間ひとりにできることは限られています。不安に支配されているうちは、あなた自身の管轄だけを守ればよいのです。管轄外は無視してください。

⑥諦めよ——完璧を追い求めても、そこには絶対に辿りつかない

強迫症とは、不安を恐れて絶対の安心を、不完全を恐れて完璧を追求する病気です。ここで今一度はっきり申し上げますが、あなたが求める絶対には絶対に辿りつきません。無限に「その先」があります。

たとえば、あなたに不潔恐怖の症状があるとしましょう。汚いものを触らないために、日常

的に手袋を着用する習慣が付いたとします。これは一種の「回避」です。おそらく最初のうちは、手袋をするだけで十分な安心感を覚えるでしょう。

さて、今後とも手袋さえしていれば、１００％、あなたの手は〝不潔〟から守られるのでしょうか？　断言しますが、無理です。手袋に微小の穴が空いている可能性は？　着脱を繰り返すうちに、手袋の中に〝不潔〟が入り込まないか？　手袋を毎日新品に変えればそれで大丈夫なのか？　手袋が作られる工場は汚染されていないのか？　洗濯するにしても、洗濯機は清潔なのか？

もともと現実離れしていた認知は、さらに現実離れしていきます。完璧を求めれば求めるほど、その完璧は際限なく細かくなる。すぐそこにゴールがあるように見えても、永久に辿りつけない。そして現実的な選択肢は失われ続けるのです。

このようなことが起こる最大の理由は、その〝不潔〟はあなたの脳が勝手に作り出した〝幻〟、イマジネーションに過ぎないからです。そこには客観性というものがありません。〝不潔〟か〝清潔〟かを決めているのは、意識的にせよ、無意識的にせよ、あなた自身に他なりません。

今の不潔恐怖の例でなくとも同じことです。結局、どこかで諦めなければいけません。第三章のＳＴＥＰ７でも似たことを述べましたが、極めて重要なことです。安心や完璧を追えば追うほど、強迫のドツボにハマります。諦めて、周りを見ましょう。行動を周囲の〝常識〟に合わせ、一見不確実で危険に満ちた、猥雑な世界の暮らしを目指してください。やってみれば、意外と大丈夫です。症状が改善し、「不安の炎」が鎮まり、認知の歪みが回復すれば、思っていたほど悪い世界ではないことがお分かりになると思います。

⑦無駄を良しとするな

たとえば、今しがた例に挙げた手袋。あるいはハンドソープやボディソープ、ウェットティッシュ、水。強迫にはお金がかかります。時間もそうでしょう。強迫にかけるお金や時間、そしてエネルギーは、全て必要のない、無駄なものです。患者が考える必要性・必然性とは、想像したリスクに対応するものであり、その想像自体は錯覚なのです。その無駄は、まさに砂漠に水を撒くような行為。そこからは何も生まれず、自分のためにも家族のためにもなりません。ましてや強迫で家計をも圧迫する事態は本末転倒と言えましょう。

他方、強迫に浪費するお金や時間を有効活用することができれば、自分のため、家族のための投資になります。砂漠ではなく、花壇に労力を注ぐことで、芽も育ち花も咲くような生産的な生活が送れるようになるでしょう。是非その無駄を再度自覚し、少しでも省く努力をしてください。強迫の形を意識的に変えるという意味で、これ自体もＣＢＴになるのです。

⑧安心依存を打ち破る

人は誰しも「安心」を好みます。当然でしょう。不安とは原理的に苦痛であり、安心に向けて行動するように人間はデザインされているのですから。とはいえ、「不安を絶対に感じたくない、24時間安心していたい」とまではふつう思いません。常に満腹でありたい、と思わないのと同じように。ところが強迫症の罹病期間が長期にわたると、このような極度の不安忌避・安心依存の願望を孕んでしまいやすくなるのです。

何度か述べていることですが、強迫症の患者は不安への耐性が極端に低下しています。なぜならば不安による苦しみを健康な人間の数百倍、いや数千倍は経験しているからです。ふつうなら一生かけても体験できない量の不安を、短い期間で拷問のように体験させられるわけですから、ほとほと嫌になってしまうのが道理です。

そうなると、健康な人間に比べて、「安心」という状態の価値はずっとずっと高い。このような心理を背景として、安心を得ること自体が嗜《し》癖《へき》化——酒やタバコ、あるいはギャンブルに溺れるのに似た形で病理化——してしまうわけです。

強迫症歴が長くなればなるほど、定着している儀式的行動を崩しにくくなるものですが、その理由の一つにはこうした背景があります。このとき、強迫行為や儀式は、恐ろしい不安から自分を守ってくれる鎧でもあるわけです。強迫症という病気は敵であるはずなのに、同時に味方であると錯覚してしまいかねません。

しかしあえて断言しますが、強迫は敵です。強迫症と仲良く平和的に共存することなど不可能です。確かに、あなたの精神に強迫を宿し続けることは可能かもしれません。その代わり、死ぬまであなたからエネルギーを吸い取り続けます。まるで寄生生物のように。どうか安心依存を打ち破り、不安に満ちてはいるけれど、しかし自由な世界の住人に復帰していただきたいと思います。

⑨食うか、食われるか

強迫症とはその性質上、「勝手に治る」ということはまずありません。坂道を転がる雪だるまが勝手に止まらないのと同じことです。何らかの手段を駆使して坂の傾きを調整しなければなりません。そしてその手段は、現実的には薬物療法とＣＢＴを除いてほぼあり得ません。

先の内容とも重複しますが、結局のところ強迫とは、食うか、食われるか、です。食わなければ、食われます。

患者の体験談などで時折、「私は病気（強迫症）と上手に付き合っていこうと思います」という旨の言明を目にすることがあります。この言葉には前向きな心情が表れている一方で、少なからず諦めの要素が含まれているように思えます。その気持ちを否定することはできません。

この言葉を発するに至った背景には、おそらくたいへんな苦労の蓄積と多くの妥協があったことが推察されます。期待をかけた治療に失敗し、挫折を経験した方もおられるでしょう。

しかしながら、この考え方は思いのほか危ういのです。「強迫と付き合う」とは、先ほどの「強迫の坂道」で言えば、傾きゼロの平衡状態、微妙なバランスで釣り合いが取れている状態に相当します。部分的にＣＢＴを実行できている一方で、症状の一部はどうしても叩くことができず、強迫が日常に根付いている状態です。このとき、あなたの健康的なエネルギーは無条件で毎日決まった量を奪われています。失礼な表現かもしれませんが、まるで税金のようです。しかも強迫側からすれば、あわよくばもっとエネルギー（税金）を奪い取ろうと牙を剥いてさえいます。これは強迫の火種を抱え続けているに等しく、もし何らかの拍子にバランスが崩れれば、「不安の炎」が再度燃え上がります。その結果、さらに下の方へと転がり落ちるリスクが常にあるわけです。こう考えると「強迫と付き合う」ことには苦労と危険が多く、割に合いません。

ここで考えていただきたいのは、ＣＢＴに全力をかけて強迫を治療する（食う）のに必要なエネルギーと、日々の強迫行為によって未来永劫消費され続ける（食われる）エネルギー、どちらが大きいかということです。やはり長期的に見れば、前者の方が圧倒的に少ない消費で済むでしょう。それに、エネルギーだけの問題でもありません。束縛やルールから解放され、人生の自由と可能性を切り開ける価値は計り知れないのですから。

強迫症とは、守りに入れば弱いものです。そこに踏みとどまるのも困難で、いずれ必ず押されてしまう。やはり、攻めて殲滅するべきです。結局はその方がずっと穏やかで、自由で、健康的な日々を過ごせるだろうと、私は思います。

⑩ピンチはチャンス

「CBTへのチャレンジが始まった！　毎回おあつらえ向きの課題が決まり、それを毎日順調に遂行できる！　全ては予定通り！　強迫の治療は着々と前に進んでいくぜ！」ということができればよいのですが、そう簡単には物事は進みません。思いがけぬトラブルが必ず発生するからです。そんなとき、どのような行動を選択するかで、治療の進みも左右されます。

たとえば『2回ルール』の下でカギの確認に取り組んでいる最中に、事情を知らない同僚や隣人から声をかけられるかもしれません。救急車のサイレンに邪魔をされるかもしれません。集中を乱されたあなたは、予定していた確認行為はまず行えないでしょう。少なくとも「納得して行為を終えたい」という思いは、もはや叶えられません。「不安の炎」は、当初の想定よりも強く燃え残るはずです。そのときあなたは、もう一度はじめから確認をやり直しますか？

このようなピンチは「強迫あるある」ですが、是非ここで歯を食いしばってください。どんな内容であれ、2回は2回。行動は裏切りません。納得がいかなくても、ちゃんとやれたことには違いないのです。頑張って確認を止めることができれば、治療がぐっと前に進みます。しかも集中を下げた行動で確認の儀式を終えられたことは、当初の予定以上のハードルを越えたCBTを成功させたことを意味します。この努力は絶対に報われ、あなたに恩恵を与えます。まさに「ピンチはチャンス」です。

　他方、もし強迫に負けて確認をやり直してしまえば、治療はなかなか進みません。それを人のせいにして正当化してしまうのは簡単です。しかし、おかげで次回のハードルはしっかり上がっています。より周囲の環境に敏感となり、より些細な物音に影響されやすくなり、結果、成功の確率は下がります。そう、いつもと同じです。完璧にしたいと思えば思うほど、ますます邪魔な刺激を拾いやすくなり、その都度やり直しを強いられ、打ちひしがれる。これも「強迫あるある」の一つです。

「仕方がなかった」と自分に言い聞かせて〝例外〟を作るのか、あるいは咄嗟に覚悟を決め、ピンチをチャンスに変えるのか。この違いが、最終的に強迫をきっちり抑えられるか否かの、予後の差につながります。是非とも頑張っていただきたいところです。

⑪強迫の経験は糧になる

「強迫症に支配される人生は損である。とっとと治すべし」といった言明を先ほどから繰り返してきました。あまりこればかり言うと、「あんたはさっさと治療できたから良かったかもしれないが、じゃあこれまで強迫に長いこと苦しんできた私の人生はなんだったのか？　無駄だったのか？」と不快に思われる方もいらっしゃるかもしれません。

　確かに、強迫観念や強迫行為といった症状そのものは、残念ながらほぼ無駄と言ってよいと思います。これを否定することはできません。しかしながら、これらの症状を通じて得た〝経験〟までは無駄だと思いません。

　強迫症の患者は、例外なく何かを「やり遂げている」、あるいは「人の何倍も努力してきた」はずです。その経験はきっと、何らかの精神的な力になっています。たとえば毎日のように家中を泡だらけにして徹底的に洗浄する。何時間もピッタリ感を求めて物の位置の調整をする。このような凄まじいエネルギーの発露を行えるというのは、改めて考えてみると、驚異的な能力です。そもそも強迫症の発症に至る人は、そのようなポテンシャルが間違いなく高い傾向にあります。

　それゆえ、強迫症状に振り回され続けた結果、いつの間にか大きく育った精神的エネルギーのベクトルを、これからは生産的な活動に向けることさえできれば、人並以上のパフォーマンスが期待できるのではないでしょうか。

副産物はまだあります。強迫症による圧倒的な不安と苦痛の経験は、おそらく他者への共感能力を向上させます。つまり他人の不安な気持ちや心の苦しみが分かる、理解できる。平たく言えば「優しくなれる」ということです。

不安という症状は、強迫症の専売特許ではありません。「パニック症」や「社交不安症」といった不安症、あるいは「うつ病」など、かなりの数の精神疾患で認められるものです。このような精神の病気に限らずとも、たとえばがん、あるいは高血圧や糖尿病などの慢性疾患、腰痛や頭痛など痛みを主とする病など、身体疾患でも不安が関わる病的状態は高率に認められます。あるいは社会情勢も大いに不安に関わります。特に２０２０年から流行しているコロナ禍では、感染体験の有無にかかわらず、不安が高頻度に認められることは、専門家でなくとも想像が付くことでしょう。このように不安とは普遍的な精神症状であり、それに苦しむ人間の数はあなたが思っている以上に多いはずです。あなたの近しい人間の中にもきっといます。強迫症から回復したとき、あなたはその人の心強いサポーターとなっているかもしれません。

⑫最後は自分

良い主治医や臨床心理士に恵まれようが、薬物療法が奏効していようが、あるいは今後、より有望な薬物が開発されようが、はたまた家族の素晴らしいサポートがあろうが、最終的に強迫症の治療を成功させ、脱強迫に導くのは、他ならぬあなた自身です。結局、あなたが病気ときちんと向き合い、しっかりと敵を知り、そして正しい行動を取れるかどうかにかかっています。これが強迫症という病気の、身も蓋もない真実です。

人によっては孤独で過酷な戦いになるかもしれません。ときには不安に圧倒され、治療に失敗してしまうこともあるでしょう。既に治療を諦めかけていた方もいらっしゃるかもしれません。しかしそれでももう一度、チャンスを探ってみて欲しいのです。何度転んでも諦めさえしなければ、また立ち上がってゴールに向かうことは可能です。

強迫の患者は二分思考、０か１００かで判断しがちです。そのためか、一度失敗すれば「また０からだ」とか、「もうダメだ」などと思い込んでしまう傾向にあります。しかし、そういった窮地を乗り越えることは、まさに成長のプロセスであり、性格的な柔軟性やタフネスの獲得につながるものです。

今一度、自分の症状を分析し直し、他人の視点も借り、治療の戦略を練り直していただきたい。そこには治癒につながる冴えたやり方が、まだ残されている可能性が高いのです。

本書では一貫して、強迫症に打ち勝つための武器たる知識を記してきました。武器は飾るためではなく、振るうためにあります。この武器があなたの戦いに役立ち、強迫に勝利し、自由を手にできることを、そして家族ともども真の健康を回復し皆さんが幸せな日々を過ごされることを、我々は心から願っています。

おわりに

「復讐は何も生まない」とはよく言ったものですが、その対象が病気であればどうでしょうか。強迫症に散々苦しまされた私は、回復後に復讐を誓いました。不合理な行動へと駆り立てる、脳に埋め込まれた、不安とこだわりの病理。これに苦しむ患者が数多く放置されている、発展途上な日本の現況。怒りによって精神科医の本懐を見出した私は、こう心に決めます。「駆逐してやる」と。

この目的を遂行するため、私は主治医である兵庫医科大学の松永寿人教授（共著者のため、以下は松永と略します）に弟子入りし、彼の診察室に通い詰めました。もちろん私が座る場所は、それまでとは反対側。松永の背後です。

私が思うところ、松永の強迫症診療の強みは、「柔」と「剛」の絶妙な統合にあります。様々な不安に満たされて訪れる患者の訴えに対し、泰然とした態度で受け止め安心させる、柔らかな感性。治療を前に進めるために必要かつ的確な行動指針を、具体的なメッセージとして打ち出す、剛《かた》き論理。これらは間違いなく豊富な経験と知識に裏打ちされた熟練の技術です。

実際、診療を終えた患者は皆一様に、大切な「何か」を持ち帰っているように見受けられます。かつての私と同じように。

　私はそのような洗練された診療空間の中で思考を深めつつ、また折々に松永とのディスカッションを重ねつつ、少しずつ強迫症の病理と治療の骨子を摑んでいきました。幸い、このことは私にとってそれほど難しいことではありませんでした。何せ、一時は病気の深い部分まで沈み込み、そこから這い上がった経験を持っているのです。これは強迫症の専門家を目指す他の精神科医にとってみれば、反則級の代物でしょう。私からすれば天から、いや脳から授かった武器です。使わない手はありません。

　そうして強迫症の治療理論を頭の中で構築していく傍ら、前々から――思えば松永と最初に出会ったときから――ぼんやりと感じていた違和感が、徐々に前面に出てきました。すなわち、「どうして松永のこの強力な治療戦略は、世の中に、いや精神科医の界隈にすら、広まっていないのか？」「どの強迫の治療書にも、触れられていないことだらけではないか」

　強迫症に関して、松永は間違いなく本邦の最前線にいます。精神医学界の中でも大きな影響力を持っており、その道で彼の名を知らぬ者はいないでしょう。言うまでもなく質の高い論文も医学書も多数著しています。もっとも、その多くはアカデミアの領分での仕事です。現場や患者に向けての実践的な教育や指南も確かに広く行っているものの、私の絶大な期待からすれば、それらは全く足りていないのでした。――その宝刀を、どうして開陳しないのか？

　この首を傾げる実態の理由は、松永と議論を重ねる内にほどなく分かってきました。実は彼の強力な治療戦略は、多くの部分が〝無形〟だったのです。つまり、私から見れば非常に明瞭、かつ体系的に組まれていると思われた治療戦略は、大部分が彼の無意識の孤城の中に築かれていた。毎回私が診察室で目撃していた熟練の技量は、その実、ほとんどが即興的・半自動的に振るわれていた、ということです。

　なるほど、いかにも達人芸です。さながら武道を極めし者のごとき業前《わざまえ》。毎度の診療で瞬発的に取り出されるのは、鋭利な思考の切っ先です。しかしこれでは、演目（診療）が終わってしまうとまた〝無形〟に戻ってしまいます。これはいけません。だって、あまりにも勿体無いではないですか。あなたのその貴重な診療技術、ひとりで抱えこんで引退させるわけにはいかない。私がそれを〝有形〟に変えてみせるから、一緒に最高の本を書いて欲しい。

　このような経緯で我々は共同で執筆を始めました。作業の手順としては、基本的に私が全体の土台を書き、松永に適宜助言と加筆修正を施してもらう形です。それを最終的に私の文体でまとめました。本書全体の主語が私（亀井）なのは、こうした事情だったわけです。ですから、エキスパート・松永寿人の筆致を期待して本書を手に取った方は、あるいは残念に思われるかもしれません。しかし我々としてはこのスタイルを取ったことで、結果的に二人の強みを生かすることができ、同時に全体の統一感も得られたと考えています。

ところで、本を世に出すにあたって、内容面の他に、もう一つこだわりたいものがありました。出版のレーベルです。

本書は医学書の形で世に出すことも可能でした。実際、全体の構成や文体を医療者向けに少々アレンジすれば、その体裁は整えられるはずです。しかし、あくまで我々は一般書、特に新書のレーベルでの発行にこだわりました。なぜなら、他ならぬ強迫症に困る患者や家族に対して、何としてもダイレクトに本書の知識を伝えたかったからです。

本書を通じて何度も述べているとおり、強迫症における最強の処方箋とは「知識」です。治療者だけではなく、患者もできる限りその知識を持つ必要があります。しかし、医学書という媒体からだと、各々の患者は主治医を通じてのトリクルダウンを待たねばなりません。それを期待するだけの辛抱強さは、我々にはありませんでした。それに新書であれば患者のみならず、一般の読者を通じて社会全体への啓発にも役立てることができます。間口は広いに越したことはありません。

このように考えた私は、執筆を進める傍ら、大学時代の先輩を通じて幻冬舎編集局の小木田順子氏にコンタクトを取りました。非常にありがたいことに、小木田氏には企画にご賛同いただき、思いのほかスムーズに今回の出版に漕ぎ付けることができました。我々の意志と熱意を汲んでくださった小木田氏にはたいへん感謝しています。

また、本書を完成させるにあたり、小木田氏のほか何人かに貴重な意見をいただきました。右に述べた大学時代の先輩にあたる山本健人先生は、外科医として活躍する傍ら、若手医師向けの医学書や一般向けの医療啓発本など、幅広い内容の書籍を近年立て続けに出版している、新進気鋭の著述家でもあります（２０２１年８月現在、幻冬舎新書でも既に２冊を上梓しておられます）。その経験を生かした助言をいただいたことで、本書の可読性を格段に高められました。出版の手助けをいただいたことも含め、心から感謝いたします。また、友人の佐藤拓也氏と松尾雅史氏からは、主に文体の情感的なトーンに関する指摘を、京都大学の同門の精神科医である山崎真平先生からは、図版を含む全体の構成に関する指摘を、それぞれいただき、文章全体の調和を整えることができました。ここに深く感謝申し上げます。

そして松永寿人先生へ。共著者への謝辞というのもおかしな話ですが、それ以前に先生は私の人生の特別な恩人です。先生の患者として、また弟子として、この場で厚く御礼を申し上げます。

最後に、病気を支えてくれた妻と、生まれてきてくれた娘へ。彼女たちのおかげでこうして今、健康を維持しながら本を書き上げることができました。彼女たちに最大級の感謝の意を表したいと思います。

さて、本書は「何かを生んだ」でしょうか。既に述べたとおり、本書は私の復讐心に端を発しています。その源こそ負のエネルギーと言えるかもしれません。しかしそれが昇華され、正のエネルギーに転じていることを、そしてそれがこの社会に生きる個人の役に立つことを、心より願っています。

2021年8月

亀井士郎

参考文献

【第1章】

「松永寿人先生に『強迫性障害』を訊く」、公益社団法人　日本精神神経学会、https://www.jspn.or.jp/modules/forpublic/index.php?content_id=22、２０１５

松永寿人、「強迫性障害（強迫症）」、『今日の臨床サポート』（永井良三・福井次矢・木村健二郎ほか編）、エルゼビア・ジャパン、https://clinicalsup.jp/contentlist/569.html、２０１９

松永寿人、「強迫症」、『脳科学辞典』、脳科学辞典編集委員会（加藤忠史編）、https://bsd.neuroinf.jp/wiki/強迫症(DOI; 10.14931/bsd.464)、２０１３

松永寿人・中尾智博、「強迫性障害」、『不安障害診療のすべて』（塩入俊樹・松永寿人編）、56-91頁、医学書院、２０１３

上島国利・松永寿人・多賀千明・中川彰子・飯倉康郎・宍倉久里江編、『エキスパートによる強迫性障害（ＯＣＤ）治療ブック』、星和書店、２０１０

Matsunaga H, Maebayashi K, Hayashida K, Okino K, Matsui T, Iketani T, Kiriike N, Stein DJ. Symptom structure in Japanese patients with obsessive-compulsive disorder. *Am J Psychiatry* 165(2);251-3. 2008

Fontenelle LF, Mendlowicz MV, Versiani M. The descriptive epidemiology of obsessive-compulsive disorder. *Prog Neuropsychopharmacol Biol Psychiatry* 30(3);327-37. 2006

Hantouche EG, Bouhassira M, Lancrenon S, Ravily V, Bourgeois M. Prevalence of obsessive-compulsive disorders in a large French patient population in psychiatric consultation. *Encephale* 21(5); 571-80. 1995

松永寿人・切池信夫・大矢健造ほか、「強迫性障害（ＯＣＤ）に関する９施設共同研究――半年間の総初診患者におけるＯＣＤ患者の割合、およびその臨床像に関する検討」、『精神医学』46巻６号、６２９-６３７頁、２００４

川上憲人、「精神疾患の有病率等に関する大規模疫学調査研究：世界精神保健日本調査セカンド総合研究報告書」、２０１６

Ruscio AM, Stein DJ, Chiu WT, Kessler RC. The epidemiology of obsessive-compulsive disorder in the National Comorbidity Survey Replication. *Mol Psychiatry* 15(1); 53-63. 2010 (第六章でも引用)

American Psychiatric Association. Diagnostic and Statistical Manual of Mental Disorders, 5th edition. APA, 2013/ 日本精神神経学会 (監)、高橋三郎・大野裕 (監訳)、『ＤＳＭ－５ 精神疾患の診断・統計マニュアル』、医学書院、２０１４

Skoog G, Skoog I. A 40-year follow-up of patients with obsessive-compulsive disorder. *Arch Gen Psychiatry* 56(2); 121-7. 1999

Dell'Osso B, Buoli M, Hollander E, Altamura AC. Duration of untreated illness as a predictor of treatment response and remission in obsessive-compulsive disorder. *World J Biol Psychiatry* 11(1); 59-65. 2010

Altamura AC, Buoli M, Albano A, Dell'Osso B. Age at onset and latency to treatment (duration of untreated illness) in patients with mood and anxiety disorders: a naturalistic study. *Int Clin Psychopharmacol* 25(3); 172-9. 2010

Skapinakis P, Caldwell DM, Hollingworth W, Bryden P, Fineberg NA, Salkovskis P, Welton NJ, Baxter H, Kessler D, Churchill R, Lewis G. Pharmacological and psychotherapeutic interventions for management of obsessive-compulsive disorder in adults: a systematic review and network meta-analysis. *Lancet Psychiatry* 3(8); 730-9. 2016

松永寿人、「強迫症」、『不安または恐怖関連症候群　強迫症　ストレス関連症群　パーソナリティ症』〈講座　精神疾患の臨床　３〉(三村將編集・松下正明監修・神庭重信編集主幹)、１４０－１５４頁、中山書店、２０２１

吉田賀一・松永寿人、「強迫症への認知行動療法とその技法の適用」、『最新精神医学』23巻２号、97－１０４頁、２０１８

【第二章】

Stewart SE, Beresin C, Haddad S, Egan Stack D, Fama J, Jenike M. Predictors of family accommodation in obsessive-compulsive disorder. *Ann Clin Psychiatry* 20(2); 65-70. 2008

Yanagisawa Y, Matsuura N, Mukai K, Nakajima A, Motoyama M, Yamanishi K, Yamada H, Hayashida K, Matsunaga H. Clinically related or predictive factors and impacts on long-term treatment outcomes of involvement behaviors in patients with obsessive-compulsive disorder. *Compr Psychiatry* 60(7); 105-13. 2015

【第三章】

Koran LM, Hanna GL, Hollander E, Nestadt G, Simpson HB, American Psychiatric Association. Practice guideline for the treatment of patients with obsessive-compulsive disorder. *Am J Psychiatry* 164(7 Suppl); 5-53. 2007

【第四章】

亀井士郎・吉田賀一・松永寿人、「一精神科医による強迫症（ＯＣＤ）の罹患および治療体験の振り返り——主治医からの見解も交えて」、『精神科治療学』36巻４号、４７３‐４７８頁、２０２１

【第六章】

松永寿人、「強迫症の診断概念、そして中核病理に関するパラダイムシフト——神経症、あるいは不安障害から強迫スペクトラムへ」、『不安症研究』６巻２号、86‐99頁、２０１５

成田善弘、『強迫性障害——病態と治療』、医学書院、２００２

Laplanche J, Pontalis J-B. Vocabulaire de la psychanalyse. Presses Universitaires de France, 1973/ 村上仁（監訳）、『精神分析用語辞典』、みすず書房、１９７７

Shorter E. A Historical Dictionary of Psychiatry. Oxford University Press, 2005/ 江口重幸・大前晋（監訳）、『精神医学歴史事典』、みすず書房、２０１６

内村祐之、『復刻版　精神医学の基本問題　精神病と神経症の構造論の展望』、創造出版、２００９

Ghaemi SN. The Concepts of Psychiatry: A Pluralistic Approach to the Mind and Mental Illness. Johns Hopkins University Press, 2003/ 村井俊哉（訳）、『現代精神医学原論』、みすず書房、２００９

Cooper R. Diagnosing the Diagnostic and Statistical Manual of Mental Disorders. Karnac, 2014/ 植野仙経・村井俊哉（訳）、『ＤＳＭ‐５を診断する』、日本評論社、２０１５

Mataix-Cols D, Frost RO, Pertusa A, Clark LA, Saxena S, Leckman JF, Stein DJ, Matsunaga H, Wilhelm S. Hoarding disorder: a new diagnosis for DSM-V? *Depress Anxiety* 27(6); 556-72. 2010

Eichstedt JA, Arnold SL. Childhood-onset obsessive-compulsive disorder: a tic-related subtype of OCD? *Clin Psychol Rev* 21(1); 137-57. 2001

Denys D, Tenney N, van Megen HJ, de Geus F, Westenberg HG. Axis I and II comorbidity in a large sample of patients with obsessive-compulsive disorder. *J Affect Disord* 80(2-3); 155-62. 2004

松永寿人、「強迫性障害の現在とこれから～ＤＳＭ－５に向けた今後の動向をふまえて～」、『精神神経学雑誌』１１４巻９号、１０２３－１０３０頁、２０１２

Bejerot S. An autistic dimension; a proposed subtype of obsessive-compulsive disorder. *Autism* 11(2); 101-10. 2007

Mito H, Matsuura N, Mukai K,Yanagisawa Y, Nakajima A, Motoyama M, Arikawa A, Yamanishi K, Matsunaga H. The impacts of elevated autism spectrum disorder traits on clinical and psychosocial features and long-term treatment outcome in adult patients with obsessive-compulsive disorder. *Compr Psychiatry* 55(7); 1526-33. 2014

Hollander E, Soorya L, Chaplin W, Anagnostou E, Taylor BP, Ferretti CJ, et al. A double-blind, placebo-controlled trial of fluoxetine for repetitive behaviors and global severity in adult autism spectrum disorders. *Am J Psychiatry* 169(3); 292-9. 2012

松永寿人、「強迫スペクトラム障害の概念と意義、そして問題点」、『精神医学におけるスペクトラムの思想』〈《精神医学の基盤》３〉（村井俊哉・村松太郎責任編集）、１４８－１６２頁、学樹書院、２０１６

【第七章】

斎藤環、『中高年ひきこもり』、幻冬舎、２０２０

著者略歴

亀井士郎《かめいしろう》

滋賀県生まれ。二〇一一年京都大学医学部卒。同附属病院で初期研修後、同精神科神経科、京都博愛会病院精神科、大阪赤十字病院精神神経科に勤務。京都大学大学院医学研究科博士課程研究指導認定退学。現在は同精神医学教室客員研究員。精神保健指定医、精神科専門医。一四年に強迫症を発症し、重症化の後、松永寿人による治療を受ける。

松永寿人《まつながひさと》

大阪府生まれ。一九八八年大阪市立大学医学部卒。同大学医学部神経精神医学教室入局後、同教室助手、講師を経て、九七年ピッツバーグ大学医学部精神科へ留学、二〇一〇年に兵庫医科大学精神科神経科学講座主任教授に就任し現在に至る。強迫症や不安症の研究、治療の第一人者。多くの論文、著書があり、WHOのICD-11改訂に関わるなど国際的にも活躍中。

幻冬舎新書 630

強迫症を治す
不安とこだわりからの解放

二〇二一年九月三十日 第一刷発行
二〇二四年六月 五 日 第六刷発行

著者 亀井士郎＋松永寿人
発行人 志儀保博
編集人 小木田順子
発行所 株式会社 幻冬舎
〒一五一―〇〇五一 東京都渋谷区千駄ヶ谷四―九―七
電話 〇三―五四一一―六二一一（編集）
〇三―五四一一―六二二二（営業）
公式HP https://www.gentosha.co.jp/
ブックデザイン 鈴木成一デザイン室
印刷・製本所 中央精版印刷株式会社

検印廃止

Printed in Japan ISBN978-4-344-98632-9 C0295
か-29-1

*この本に関するご意見・ご感想は、左記アンケートフォームからお寄せください。
https://www.gentosha.co.jp/e/